听科学家讲我们身边的科技

青春密码

王 欣 著

科学出版社

北京

内 容 简 介

　　每个人都向往青春常驻，但不一定了解抗衰老的原理，以及如何在生活中实行健康的生活方式。本书围绕抗衰老的主题，从衰老机制、饮食、运动、睡眠、疾病预防、心理、护肤、生活习惯等方面向读者推荐自我提升、保持健康的知识精髓和行动方案。读者可以从中发现实用的医学、生理学知识，对日常生活中的细节加以改善，伴随着岁月的脚步从容行走，变得更加优雅与快乐。

　　本书旨在启发读者建立健康良好的生活方式，将医学和生理学知识与心理、历史、人文知识有机地结合起来，给读者以阅读的愉悦和思考的空间。

图书在版编目（CIP）数据

青春密码/王欣著. —北京：科学出版社，2019.1
（听科学家讲我们身边的科技）
ISBN　978-7-03-060230-5

I. ①青…　II. ①王…　III. ①抗衰老－普及读物　IV. ①R339.3-49

中国版本图书馆 CIP 数据核字（2018）第 292175 号

责任编辑：张颖兵 / 责任校对：邵　娜
责任印制：彭　超 / 装帧设计：苏　波
插画绘制：欧阳丽莎

科 学 出 版 社 出版
北京东黄城根北街 16 号
邮政编码：100717
http://www.sciencep.com

武汉首壹印务有限公司印刷
科学出版社发行　各地新华书店经销

*

开本：B5（720×1000）
2019 年 1 月第 一 版　　印张：8 1/4
2019 年 1 月第一次印刷　　字数：111 000

定价：35.00 元
（如有印装质量问题，我社负责调换）

"听科学家讲我们身边的科技"丛书编委会

前言

青春是无限美好的芳华。

每个人都向往青春 —— 强健的体格、蓬勃的朝气、敏捷的思维、俊秀的容颜……上天慷慨地将各种礼物赐予正处于花样年华的人们，人们却挥霍着这份恩宠，过着自由自在、豪放不羁的生活，直到有一天，青春悄悄流逝。

当不再能熬夜之后喝杯咖啡就投入工作，当眼角开始浮现出隐约的鱼尾纹，当不断地经历各种小毛病而恢复的周期越来越漫长……忽然发现，青春就像蝴蝶一样翩翩飞走，生命中美好的特质似乎也被它带走。

该如何挽留青春呢？有些人看重外在的美艳，通过整容使外表看起来年轻，可是付出巨大的代价并不能真的换来青春永驻。有些人看重内心的激情，时不时来一场说走就走的旅行，体验过青春的豪迈又必须回到现实。

倒不如坐下来和时光静对一个下午。你会发现时光也很温柔，留下了足够的叮嘱。只要你肯用心聆听，会发现真正的青春不关乎二十岁还是八十岁，而是健康的身心和良好的生活习惯融合而成的财富。

青春长驻并没有捷径可走，在于生活方式上日积月累的改善。只要你肯亲身实践，让每天的饮食更均衡一点、运动更适当一点、睡眠更安稳一点、内心更喜悦一点、抗衰老知识更丰富一点……就让青春更加恒久。本书从医学、生理学、心理学的角度对抗衰老的知识进行全面介绍，撷取其中和日常生活相关的精华。

愿以此书献给永远热爱生活的人们！

目录

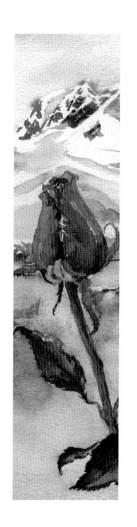

第一章
万物的生命周期

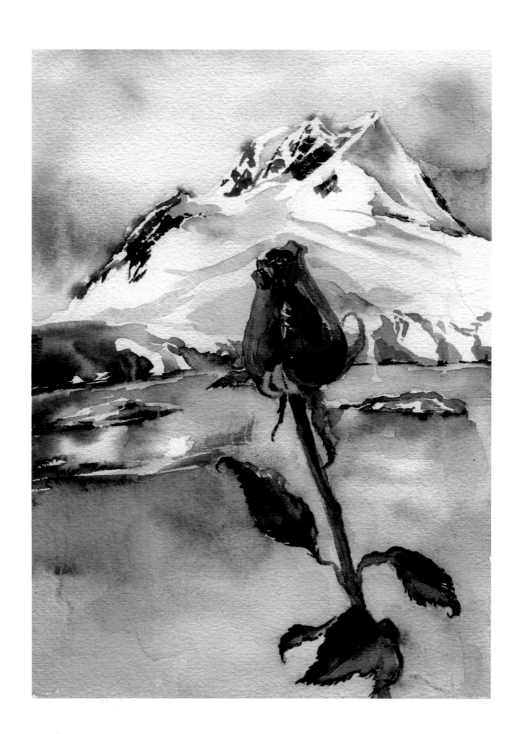

　　大自然包罗万象，可以分为生命体和非生命体。生命体又包括原生生物、植物和动物。大约 35 亿年前，地球上出现了蓝藻——最原始的单细胞生物。蓝藻通过光合作用制造氧气，为后来的无数生命奠定了生存基础。

　　蓝藻诞生后的十几亿年里，地球上只有原始的单细胞生物和多细胞藻类。到了大约 6 亿年前的元古宙晚期震旦纪，出现了复杂点儿的海绵和水母。又过了 6000 万年，迎来了寒武纪的"生命大爆发"，出现菌类、地衣、苔藓、三叶虫、海百合、鹦鹉螺、舌形贝等形态多样的动植物。4 亿年前的志留纪是陆生植物的大舞台；3.7 亿年前的泥盆纪晚期出现高大的裸子植物；1.5 亿年前的侏罗纪是恐龙横行的时代；6500 万年前地球进入显生宙新生代，哺乳动物和被子植物高度繁盛，生物界逐渐呈现现在的面貌。人类在 250 万年前出现，相对于地球的历史极为短暂。人类 5 万年前才有了高度的智慧，渴望了解自然和生命。

混沌初开之刹那生灭

　　原生生物包括单细胞藻类、单细胞动物和细菌，这些肉眼看不见的小家伙也常被称为微生物。它们的身体就是一个细胞，条件合适的时候，细胞以一分为二的形式进行无性繁殖，条件不适合就死去。原生生物的生命周期就是它们的细胞周期，从细胞分裂产生的新细胞开始到下一次细胞分裂形成子细胞为止，通常是几十分钟到几十小时。

　　草履虫是常见的单细胞动物，生活在池沼和小河中。显微镜下，它的形状很像草鞋，全身长满了纤毛。如果环境条件好、食物充足，草履虫 24 小时分裂复制一次。如果把它培养在试管里，每天取出一只，留下一只，每天都将迎来一只崭新的草履虫。

　　细菌与人类关系密切。自然界既有保护人类健康的益生菌，也有种类繁多的致病菌。乳酸菌是生产酸奶和乳酪的原材料，20～50 分钟分裂复制一次，经过 7 小时的发酵，数量会得到上万倍的扩增。每 100 克酸奶中乳酸菌的含量可达 100 亿～1000 亿个。

沙门氏菌 30 分钟分裂一次，不到一天的时间就可以增殖 100 万倍。它们经常出现在不清洁的食物中，是食物中毒常见的罪魁祸首。葡萄球菌、链球菌、肺炎双球菌、脑膜炎球菌、大肠杆菌、痢疾杆菌、伤寒杆菌、变形杆菌、破伤风杆菌、霍乱弧菌、副溶血弧菌、创伤弧菌……这些致病菌都可以快速繁殖，在抗生素发明之前夺走了许多人的生命。当然，人体具有免疫力，在细菌数量不多的情况下，可以靠血液中的白细胞杀死细菌。

原生生物的繁殖力惊人，为什么没有把全世界占领？单纯从数量来看，原生生物确实比起其他生物遥遥领先，只是体积微小，人的肉眼观察不到。地球上除了火山的中心区域等少数地方外，到处都有它们的踪迹。不论是在动植物体内，还是在河流、盐湖、深海、海底淤泥、平原、高山、冰川、沙漠、空气，甚至油井、矿井和岩层下，都有大量的原生生物在生活。然而，原生生物也很脆弱，一旦条件不合适，就会大规模死亡。有限的空间里，原生生物相互制衡，繁殖到一定密度就会终止，并不至于无限繁殖。

草木光阴之枯荣有时

植物界欣欣向荣，把大地装点成美丽的绿洲。低等植物包括多细胞藻类、菌类和地衣。它们大多通过孢子繁殖。孢子是植物的生殖细胞，携带着植物的 DNA。孢子成熟后借助风、水、昆虫或其他动物从母体散布出去，大多数散落在植物母体附近的土壤中，一部分被带到远方。蘑菇在播散出孢子之后很快死亡。雨天常会看见蘑菇一夜之间钻出地面，一两天后迅速萎缩。地衣在播散孢子之后继续生长。它们生长非常缓慢，环境条件好的时候就繁殖，环境条件不好就休眠。有人研究过格陵兰岛上的某些地衣，证明它们已经生活了 1000 ~ 4500 年。

高等植物包括苔藓、蕨类、裸子植物和被子植物，结构相对复杂。苔藓的生命力顽强，可以在自己身上长出新芽，当新芽繁茂，老的植物体逐渐死亡。倘若大面积的湿地苔藓完成这样的接力，可以使湖泊干枯，变成陆地。苔藓是极少数能够生长在极地冻原的植物。科学家曾经在南极的西格尼岛永冻层获得针叶离齿藓标本，它们已经被冰冻了超过 1530 年，解冻后 22 天，这些看似死亡的针叶离齿藓再度发芽。

蕨类植物形态多样，既有草叶一般的蕨菜、凤尾蕨、水蕨，也有大树一般的桫椤。大多数的蕨类植物为多年生草本，仅少数为一年生。有一种叫卷柏的蕨类，又名九死还魂草。它生长在岩石缝里，遇到干旱时枝叶蜷缩成团，雨季一到便展开枝叶生长。卷柏还可以把自己的根从没有水分的土中拔出，卷成一个圆球随风滚动，寻找适合生长的地方。

裸子植物出现了种子，但是原始的种子没有果实的保护，相当于是"裸露"的。裸子植物中有不少寿星——松树、柏树、杉树、银杏，可以活 1500 ~ 4000 年。难怪古人有"寿比南山不老松"的赞叹。

被子植物是植物界进化程度最高的物种，它们能开出鲜艳的花朵、结出甜美的果实。被子植物的形态包括草木、藤木、灌木和乔木，后面三者被合称树木。草木的寿命较短，如水稻、玉米、小麦、大麦都是一年生的植物。藤木和灌木的寿命次之。乔木的寿命较长，苹果、葡萄、梨、枣、核桃树的寿命在 100 ~ 400 年，槐树、槭树、榆树、桦树、樟树的寿命在 500 ~ 800 年。非洲加纳利群岛俄尔他岛上的一棵龙血树曾经生活了8000 多年，死于 1868 年的一场风暴，一圈又一圈年轮上记载着漫长的历史。

"树犹如此，人何以堪"。面对高寿的树木，人类不免发出人生短暂的感叹。然而树木的生命再久，终究没有血肉，风雨雷电、虫蛀鼠咬，只能默默忍耐，恐怕没有人真的羡慕一棵树。人既然被归入动物界，寿命该和动物比较才对，我们来看大自然赐予动物的生命年华。

动物界的生命法则

自从出现了动物，自然界变得生动活泼、精彩纷呈。水螅是一种原始的腔肠动物，科学家用离心机把它打散成单细胞，24 小时后水螅细胞开始出芽，每一个细胞又变成了有着口和触手的小水螅。研究发现，水螅的身体大部分都是由干细胞组成，只有极少量的分化细胞。干细胞具有不断分裂的能力，因此水螅的身体可以不断更新。在合适的环境中，水螅几乎不出现任何衰老的迹象，好像是中了"不老不死，不伤不灭"的魔咒。

以昆虫为代表的节肢动物在地球上存在了至少 5 亿年。全世界约有 120 万种节肢动物，它遍布海水、淡水、土壤、天空，有些还寄生于其他动物。节肢动物的寿命一般比较短，比如蜉蝣。古人说蜉蝣朝生而暮死，不知春夏秋冬为何物。事实上蜉蝣从卵到成虫的完整生命周期大约 1 年。成虫会在晚上成群出现在特定地点，交配繁殖之后迅速死亡。

全世界大约有 2.6 万种鱼，是高等动物（脊椎动物）中最昌盛的家族。绝大多数鱼的寿命为 2 ~ 30 年，2 年以下的占 5%，30 年以上的不到 10%。鲤鱼和狗鱼可以活 200 多岁，鲶鱼、鲟鱼、鳇鱼可以活到 100 多岁。短命的鱼如虾虎鱼、银鱼大约活 1 年，生活在非洲近赤道地区的池塘中的佛泽瑞尾鳉鱼只能活 6 个星期。

两栖类和爬行类中有不少寿星。蝾螈和大鲵可以活过 100 岁，某些蜥蜴、鳄鱼和恐龙可以活 100 ~ 200 岁。乌龟被认为是地球上寿命最长的脊椎动物。达尔文曾在巨龟岛上发现一只加拉帕戈斯象龟，把它带回英国，2006 年这只象龟去世，享年 176 岁。另外，有一只名为阿德维塔（Adwaita）的阿尔达布拉象龟去世时年龄为 250 岁。

鸟类中大鹦鹉、信天翁、老鹰、丹顶鹤比较长寿，几乎和人类相当，一般小型鸟的寿命是 5 ~ 10 年。飞行是一项耗氧量大的活动，氧化代谢会产生更多的氧自由基，这可能是大多数鸟类无法长寿的原因，长寿的鸟类体内可能含有较多的抗氧化剂。

哺乳动物的寿命举例如下：老鼠可以活 2 ~ 3 岁，兔可以活 5 ~ 12 岁，猫、狗可以活 10 ~ 15 岁，羊可以活 15 ~ 20 岁，蝙蝠可以活 20 ~ 30 岁，老虎可以活 22 ~ 26 岁，大熊猫可以活 25 ~ 30 岁，野马可以活 25 ~ 30 岁，野牛可以活 26 ~ 33 岁，长颈鹿可以活 30 ~ 35 岁，棕熊可以活 30 ~ 40 岁，黑猩猩可以活 45 ~ 55 岁，野象可以活 80 ~ 100 岁。弓头鲸也被称为北极露脊鲸，是地球上寿命最长的哺乳动物。人们发现一些弓头鲸的身上卡着象牙长矛的尖刺，是 200 年前的捕鲸者捕捉失败留下的，目前已知的最老的弓头鲸的寿命有 211 岁。

人类的寿命在不同的历史时期是不一样的。考古学家发现北京猿人平均寿命只有 17 岁，人类到了西周时期平均 20 岁，唐代平均 27 岁，宋代平均 30 岁，清代平均 33 岁，民国时期平均 35 岁。新中国成立后，随着营养的改善、医药卫生事业的发展、社会环境的稳定，人民的平均寿命越来越长，目前中国的人均预期寿命已超过 75 岁。乐观地估计，一个人如果保健得宜可以活到百岁，寿命的极限是 120 岁。

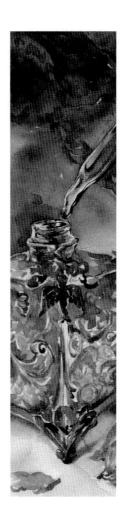

第二章
衰老的机理

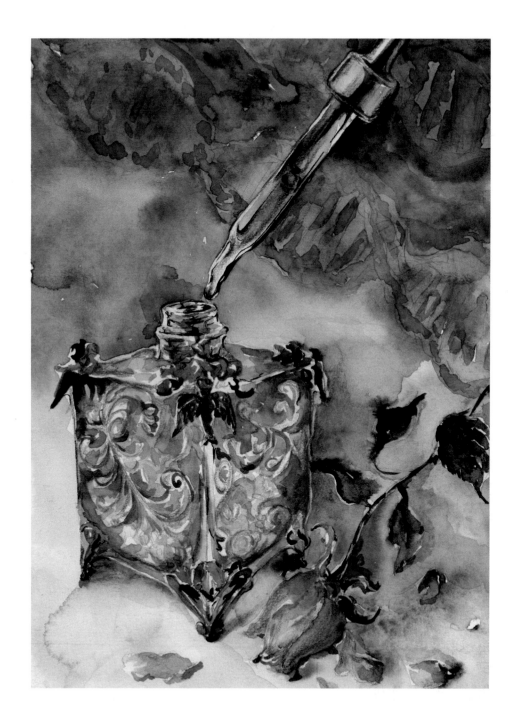

　　大自然给人类的寿限为 120 岁，这可以从理论和实际两个方面来考证。理论依据是哺乳动物的寿命相当于生长期的 5~7 倍，人的生长期是 20~25 岁，因此寿命应为 100~175 岁；哺乳动物的寿命相当于性成熟期的 8~10 倍，人的性成熟期是 13~15 岁，因此寿命应为 104~150 岁；人类的细胞分裂传代次数约 50 次，细胞的平均分裂周期是 2.4 年，综上寿命约为 120 岁。现实中吉尼斯纪录认可的最长寿的人瑞是法国女性让娜·路易丝·卡尔芒（Jeanne Louise Calment），享年 122 岁。

　　一旦大限来临，生命如何收场？自然界没有派出死神四处游荡，看谁不顺眼就伸出镰刀收割，而是使用了一种既温柔又残酷的方式——用衰老使生命之花渐渐枯萎。数以万计的科学家正在研究衰老的机理，试图解决这个亘古难题。一旦衰老的机理研究清楚，也许人类可以从源头上延缓衰老，使生命之花常开不败。

氧自由基理论

　　氧自由基是 20 世纪最激动人心的发现之一。你也许想象不到，供给我们呼吸的氧气竟然是自然界的隐形杀手。40 亿年前，地球刚刚萌芽，火山活动频繁，大气层中充满了硫和二氧化碳，将天空涂抹成一片通红。不知过了多久，生命出现了，蓝藻成为海洋中的霸主，它们利用太阳光和大气制造养分的同时释放出一种新的气体——氧气。

　　对早期的生命体而言，氧气是一种致命的气体，这种活泼的气体可以引发爆炸、腐蚀钢铁，可想而知它杀死了与之接触的绝大部分生物。25 亿年前，某种奇特的微生物诞生了，它能躲过氧气爆炸性的威力，通过生物氧化获取能量，它就是线粒体。接下来发生了生命史上不可思议的一幕，线粒体被单细胞生物吸收，两种力量结盟，线粒体从此担任细胞的发电站，变成了供应能量的细胞器。此刻我们脑中所想，口中所谈，都仰赖这数以亿计的小电池在体内发电。然而使用线粒体供能不是没有代价的，代价就是生物氧化过程中产生的废料——氧自由基。

氧自由基的化学性质非常不稳定，它与遇见的任何分子发生反应，夺走分子中的电子，这样就制造出更多不稳定的分子，这些不稳定分子又袭击相邻的分子，引起多米诺骨牌似的连锁反应。只有当两个氧自由基发生反应形成一个稳定的分子，或者当反应的产物太弱不能与别的分子发生反应时，这种破坏才能停止。等到氧自由基的反应终于休止，它很可能造成了龙卷风一样的危害：细胞膜被损伤，DNA 发生突变，重要的细胞器功能异常——这些都为癌症和各种慢性病埋下了伏笔。人们皮肤上的老年斑、大脑和心脏的脂褐质沉积、肺部空洞以及血管壁的弹性下降，都是氧自由基经年累月破坏的佐证。

要减少氧自由基的损伤，一方面要减少氧自由基的产生，包括戒除烟酒、节制饮食、远离污染、不滥用药物、避免放射性辐射。另一方面要补充抗氧化剂，例如摄入含有维生素 A、维生素 C、维生素 E 和谷胱甘肽、番茄红素等抗氧化剂的食物。良好的生活习惯非常重要，它可以帮助人体及时清除氧自由基。

端粒的磨损

端粒就好像高悬在头上的达摩克利斯剑，注定了生命历程的必然终结。端粒是真核细胞染色体末端的特殊结构，犹如一顶高帽子置于染色体头上。细胞每分裂一次，染色体顶端的端粒就缩短一次，当端粒不能再缩短时，细胞就无法继续分裂了，这时候细胞就会迈向死亡。

人的端粒是由 6 个碱基重复序列 TTAGGG 和结合蛋白组成。TTAGGG 像一句生命的咒语一样翻来覆去地排列，长度为 5000 ~ 15000 个碱基对。一个人最起始的端粒长度在子宫中就决定了，出生之后每年大约要磨损 50～100 个碱基对。数十年之后，某些人的端粒已经山穷水尽，某些人的端粒还源远流长，就好像生命时钟赐予每个人的天年是不一样的。

面对端粒的磨损，人体并非束手无策。令人惊喜的是：人体中存在端粒酶可以对端粒进行修复，端粒酶使每次因细胞分裂而逐渐缩短的端粒长度得以补偿，进而稳定端粒长度，这种特性让人们看到了长生不老的曙光。不过，我们也不能高兴得太早，正常人体细胞中，端粒酶的活性受到相当严密的调控，只有在干细胞和生殖细胞中，才可以侦测到具有活性的端粒酶。端粒酶活性的异常增高极有可能诱发癌症，癌细胞就是一种无休止生长的不死细胞。

随着基因测序手段的提高，某些机构可以为健康人提供端粒检测，并告知细胞的衰老程度。这种检测没必要轻易尝试，因为端粒的磨损和很多因素有关，就算被检测者的端粒较短，并不意味着更容易衰老死亡。

基因与长寿

假如一个人的父母都长寿，他很可能也比较长寿，反之则长寿的可能性较小。这种由遗传造成的影响，我们可以归结于基因。影响人类寿命的基因可以分为四类：长寿基因、疾病基因、免疫基因和性别基因。

长寿基因是通过对百岁老人的基因图谱反复观察比对得来的，目前已经发现了数十种长寿基因，如：$FOXO3A$ 基因，$P53$、$CCR5$ 和 ΦHO 基因组，载脂蛋白 E 基因等。4 号染色体似乎是长寿基因分布最密集的区域。

疾病基因是危害健康的大敌，糖尿病、哮喘、心脑血管壁、肿瘤等疾病都有一定的家族遗传性。假如带有某种疾病的易感基因，罹患这种疾病的可能性就比普通人高一些。当然，发病与否和后天的很多因素相关，疾病基因仅仅是增加患病的可能性而已。

免疫系统的功能强弱与遗传因素有关，对某些传染病的抵抗力可以遗传给后代，因此有免疫基因的人比普通人体质更好、寿命更长。

性别基因存在于男性的 XY 染色体和女性的 XX 染色体。XX 具有天然的优势，能帮助机体清除氧自由基和提高免疫力，即便一条 X 染色体发生了损伤，另一条 X 染色体能进行弥补，男性的 XY 就没这么幸运了，这也是为什么男性更容易患流感、败血症和高血压，寿命也普遍稍短一些。我国百岁老人中女性与男性之比大约为 4 : 1。有趣的是，男性百岁老人的心态似乎更好，对生活更加乐观。

我们体内有多少长寿基因或疾病基因，出生时就已注定。目前能够做的是，保持现有基因的健康。有个简单的窍门是在饮食均衡的基础上适当补充核酸。核酸包括 DNA 和 RNA，是遗传基因的载体，当人体内核酸的原料充足时，基因会更有序，细胞会更年轻。很多食物中含有核酸，特别是小麦胚芽、动物肝脏、花粉、鱼类、豆类中核酸含量丰富。人们吃了这些食物之后，食物中的核酸被肠道的酶降解，变成了核苷和磷酸，核苷进一步水解成碱基和戊糖，这些原料再合成人体自己的核酸。核酸不是必需的营养素，即便不吃含有核酸的食品，人体也可以通过氨基酸等物质合成核酸，不必过于强调其功效，刻意补充大量核酸。

蛋白质复制出错

蛋白质是人体重要的功能大分子，几乎我们所做的每一件事都需要蛋白质构象变化才能实现。它是生命有机体的标志，凡是有生命的个体都含有蛋白质。蛋白质每天需要更新，即通过 DNA 复制、转录、翻译等程序合成新的蛋白质，合成过程中，不可避免地会出现一些误差，比如氨基酸的种类或位置出现错误。这就好比我们用复印机复印照片，总会出现一些不该有的污点或空白一样。随着时间推移,蛋白质复制过程中的错误不断累积,最终变成一场灾难——蛋白质无法执行正常功能,细胞受到损伤,器官出现病变。这就好比把复印后的照片再拿来复印,一次又一次,最终面目全非。

如何防止蛋白质复制出错呢?首先,蛋白质的复制需要核酸参与,因此必须保证体内有充足的核酸。其次,蛋白质合成过程中需要原料(食物中的蛋白质)和酶的催化,而酶本身是一种具有特殊功能的蛋白质,因此蛋白质的来源必须充足。为了获得充足的优质蛋白,我们要适量摄取肉蛋奶鱼等食物,具体可参考中国营养学会推出的平衡膳食宝塔。

提到蛋白质,不能不说说和衰老关系密切的胶原蛋白,想必读者对它的美容功效早有耳闻。胶原蛋白除了维持皮肤的弹性、减少皱纹,还可以增强血管、韧带、骨骼的弹性,对于抗衰老有着全面的功效。不少人为了补充胶原蛋白购买昂贵的保健品,或者猛吃猪蹄,这样并不可取。因为吃进去的胶原蛋白都会被分解成氨基酸再合成自身的胶原蛋白,均衡饮食的情况下人体并不缺乏这些原料。胶原蛋白的合成需要维生素 C 和赖氨酸。维生素 C 主要来自新鲜的蔬菜、水果。赖氨酸是构成人体蛋白的 8 种必需氨基酸之一,在粮食和素菜中含量较少,在肉蛋奶鱼和豆类中含量丰富。在维生素 C 和优质蛋白充足的情况下,人就是不吃含有胶原蛋白的食物也可以自己合成胶原蛋白。因此,适当吃一些富含胶原蛋白的猪蹄、肉皮、凤爪、鸭掌有好处,但是为了控制脂肪摄入不可过度。银耳、桃胶、皂角米、藕粉这些植物性食品中黏稠的成分是银耳多糖、纤维素和淀粉,对于补充胶原蛋白效果甚微。

环 境 伤 害

纵然引起衰老的内在机制消失,人体还是难免被外界环境所伤害。

经年累月的风吹、雨打、日晒，就连岩石也会风化，何况是人的血肉之躯。外界环境的各种伤害之中，阳光中的紫外线是最为常见的一种。紫外线并非一无是处，它可以杀菌、消毒、治疗软骨病，同时也会引起皮肤老化，出现斑点、炎症、皱纹。几乎所有的美容师都把防晒列为护肤的首要任务之一，只有做足了防晒的功课，才谈得上进一步的保养。

外伤和疾病也是引起衰老的重要原因。就拿感冒来说吧，一场小小的感冒，如果不及时治疗可能转化成鼻炎、咽炎、支气管炎、肺炎、胃炎、肾炎、心肌炎等疾病，一旦患上了这些疾病，人体某一方面的机能就会下降，人体本就是牵一发而动全身，各种亚健康症状会接踵而至。人在中年以前，不太把一些小毛病当回事，往往在中年之后，和疾病较量过几回，才懂得健康的珍贵。

生活中各种无形的压力常常会影响人的神经系统、免疫系统、内分泌系统而引起衰老。欧阳修的《秋声赋》说："人为动物，惟物之灵。百忧感其心，万事劳其形。有动于中，必摇其精。而况思其力之所不及，忧其智之所不能？宜其渥然丹者为槁木，黟然黑者为星星。"现代人面对更加复杂多元的人际关系，思虑之多不下于古人。

一些学者对影响衰老的因素进行评估后认为，人的寿命75%取决于家庭、社会、经济、医疗、空气质量、居住地气温等环境因素，25%取决于遗传基因。影响衰老的因素中，个人能够掌控的部分大约占60%。

以上内容对衰老的原因和机理进行了择要介绍，为延缓衰老、延长青春打下理论基础。在讲述各种抗衰老的法则之前，我们不妨寻找一些青春长驻的榜样，增添几分与时光拔河的信心。

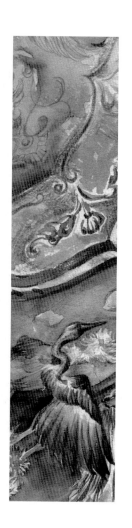

第三章

不老的传奇

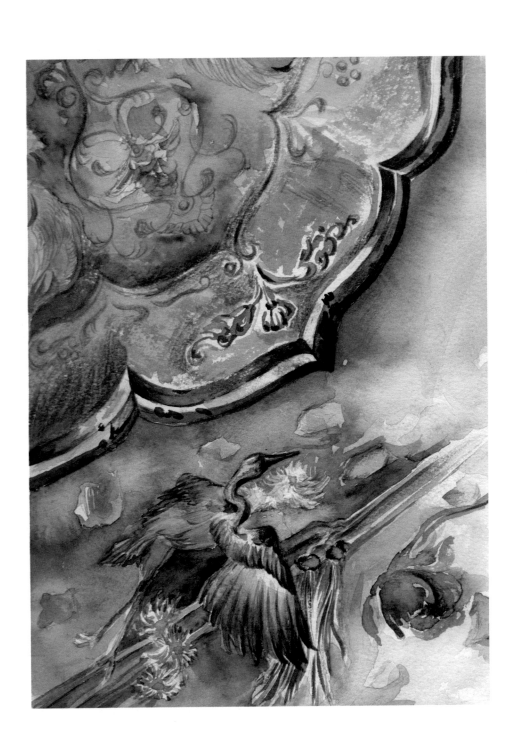

人类的历史长河里，多少英雄人物叱咤风云，战胜了同时代所有的对手，却无法战胜时间。秦始皇吞并六国、统一华夏的时候年仅 39 岁，志满意得的同时感到了岁月的催逼。他陆续派出韩佟、侯公、石生、徐福等人寻找长生不老的仙药，并数次出海求仙，最终死在东巡途中。汉武帝晚年特别迷信鬼神，在建章殿前筑了高台，高台上有二十丈高的铜柱，顶端有手托铜盘的铜仙人，专门接受天上降下的甘露。汉武帝用甘露伴着玉石磨成的玉粉服用，吃了一年多，没能长生不老，反而得了一场大病。

高高在上的君王们无法逃脱自然的规律，付出的努力变成笑柄。然而历史上有一些人似乎比秦皇汉武更加幸运，拥有更长久的青春。他们的故事因为年代久远变得扑朔迷离，我们且翻开发黄的史书，或许能得到一些启迪。

彭祖寿高八百岁

中国传说中最长寿的人当推彭祖。彭祖姓篯名铿，是大彭国（今江苏徐州铜山区）的创始人，被后人尊为彭祖。他生于公元前 2600～公元前 2500 年之间，相传是黄帝的八世孙、也是颛顼大帝之玄孙。彭祖出生的时候，父亲已经去世，母亲生了六胞胎。彭祖三岁时不幸丧母，成为孤儿。他流落西域，寄人篱下，身体孱弱，后来拜青精、宛丘两人为师，得健身秘籍。他自己刻苦钻研养生之道，开创了摄养术、导引术、气功术、吐纳术等，成为养生鼻祖。

彭祖十分擅长烹饪，是烹饪术和食疗术的创始人、厨师行业的祖师爷。相传尧帝因为积劳成疾而卧病在床，彭祖精心烹饪了一道雉羹献给尧帝。这道汤加入了药材，鲜美滋补，尧帝服用之后不久就痊愈了。为了感谢他的功劳，尧帝把彭城作为封地赐予彭祖。彭祖并不喜欢功名利禄，即便有了封地，仍终日修身养性，后隐居于武夷山。相传他活到七百多岁的时候，容貌还像二三十岁的小伙子，被人当作神仙。

屈原在《楚辞》中写道：彭铿斟雉，帝何飨？受寿永多，夫何长？司马迁在《史记》中详细记载了彭祖的家世。庄子、孔子、荀子、吕不韦等先秦思想家都有关于彭祖的言论。可见彭祖这个人物并非虚构，其长寿也众所周知。彭祖到底活了多久，有没有八百年？已无法考证。他的故事告诉我们，青春长驻是有秘诀的，概括地说就是"食饮有节，起居有常，不妄作劳"。内心的清净也很重要。秦始皇和汉武帝太有野心了，生命就像火焰一样烈烈燃烧，辉煌之后黯淡熄灭。

满朝风雨说夏姬

中国历史上的美人们要么早早夭亡，如妲己、虞姬、杨贵妃，要么远走他乡、不知所终，如西施、貂蝉、王昭君，青春永驻的佳人实在罕见。然而夏姬是一个异数。夏姬是春秋时期郑穆公的女儿，嫁给了陈国司马夏御叔为妻。夏姬嫁给夏御叔不到九个月，便生下一个儿子，取名夏徵舒。夏御叔有些怀疑，但是惑于夏姬的美貌也无暇深究。夏徵舒十二岁时，正值壮年的夏御叔病故，夏姬成了寡妇，独守空闺，隐居于株林。

这时的夏姬年过三十，仍是云鬟雾鬓、剪水秋眸。陈灵公和陈国的两个大夫孔宁和仪行父贪慕她的美色，经常到株林与她幽会。过了六年，夏徵舒长到十八岁，生得孔武有力、擅长射箭。他对轻薄放荡的陈灵公不满，有次受了羞辱就忍不住拔箭射杀了陈灵公。夏徵舒的弑君之举给了楚国出兵的借口，楚庄王出兵伐陈，灭了陈国。夏徵舒被五马分尸，夏姬被当作战利品带到楚庄王的面前。那年夏姬四十岁。她既没有蓬头垢面、也没有号啕大哭，而是仰面微微一笑，惊艳楚国。

楚庄王和他的重臣子反都被夏姬的姿态迷住了，眼看君臣就要为这个女人大打出手，楚国大夫巫臣说："君王当以国家为重，怎能因为美色而失去人心呢？"楚庄王清醒过来，把夏姬赐给了一个丧偶的老贵族连尹襄老。

连尹襄老没过多久战死沙场，他的儿子马上把继母据为己有。

这时，巫臣又出现了。巫臣让夏姬向楚王请求回郑国，借助郑国的关系寻回亡夫的遗体。几年后，巫臣找到机会出使齐国，取道郑国，带上夏姬一起私奔到晋国。

夏姬嫁给巫臣的时候已经五十岁。该是怎样的绝艳惊人，让这么多的王公贵族们神魂颠倒？又要有怎样的心肠，才能面对惨烈的命运无动于衷，自顾自美丽下去？这个被后世视为妖孽的艳妇，自从嫁给了巫臣就不再有绯闻传扬，如乱世桃花隐没于画屏之中。

夏姬之事见于《左传》《史记》《诗经》《国语》等典籍，陵墓遗址位于河南省商丘市柘城县。讲起她令人唏嘘，好像美丽的东西都饱含危险，幸而两千年后的女人不再是美丽的傀儡，拥有独立的人格和权利。

年逾古稀的屠龙者

西方历史上有三个流传广泛的关于长生不老的传说，分别是"洪水之前""极北乐土""青春之泉"。"洪水之前"说的是《圣经》里记载的远古时代，那时的人们比现今长寿得多，最长寿的玛土撒拉活了九百多岁。"极北乐土"说的是有一片北风吹不到的遥远乐土，那里的人们都非常健康和长寿，这个传说后来演变成了众说纷纭的香格里拉。"青春之泉"则是一种令人喝下之后可以返老还童的泉水，十六世纪西班牙探险家胡安·庞塞·德莱昂（Juan Ponce de León）费尽心机地寻找这神奇的泉水，最终悻悻而归。

接下来出场的英雄并非长生不老，而是年逾古稀还能完成屠龙的壮举，颠覆了人们对衰老的认知。贝奥武夫（Beowulf）是传说中的北欧英雄，生于瑞典。彼时，丹麦国王荷罗斯加建造了一座雄伟的宫殿来庆贺自己的统治，并举办了盛大的庆典。庆典惹恼了怪兽哥伦多，它夜里袭击宫殿，杀死了很多武士。贝奥武夫听说这件事，决定帮助丹麦国王除害，于是率领十四勇士前往救援。

丹麦国王设宴款待贝奥武夫和他的部下。当晚，怪兽又出现了，它吞吃武士的时候，贝奥武夫谨慎地观察着。怪兽冲向贝奥武夫，贝奥武夫抓住它的手臂抢了起来，使得大殿几乎要倒塌。怪物被甩了出去，留下断臂在贝奥武夫的手中，它逃回到荒野中的巢穴，死在那里。

第二天晚上，怪兽的母亲前来复仇。贝奥武夫追击她直到一个藏着湖泊的洞穴。他游到湖底，拔剑砍杀女妖，却无法用剑伤到她。贝奥武夫掷开剑，徒手和女妖搏斗，直到发现一柄巨大的魔剑，用它杀死了女妖。贝奥武夫走出洞穴的时候，丹麦人惊呆了。他在水下那么久，人们以为他早已丧命。他被拥戴为英雄，和丹麦国王成为盟友，后来回到瑞典，被拥戴为国王。

贝奥武夫统治瑞典五十年，举国太平。在他垂暮之年，一条喷火的巨龙袭击了他的国家。贝奥武夫带领他的十一位领主向巨龙发起进攻。搏斗的过程中，十位领主都被吓跑了，只有一个人跟在他身后。贝奥武夫最终斩杀巨龙，自己也被巨龙咬伤，毒液进入心脏。他将王位传给最后的那个追随者，就死去了。

贝奥武夫的事迹见于欧洲史诗《贝奥武夫》。贝奥武夫这个名字是熊和狼的连写，寓意像熊一样强壮和狼一样勇猛的男人。他不一定是一个人，而是一群勇士的化身。现实生活中，我们找不到七十多岁的屠龙者，却能找到八十八岁漫步在南极冰川上的诺曼·沃恩（Norman Vaughan）、八十岁登顶珠峰的三浦雄一郎、八十二岁站在 T 台上展示肌肉的王德顺。这些人的存在让我们反思，到底什么是衰老？也许它只是一个被灌输的概念。

舞　者　之　魂

　　舞蹈是身体的诗歌，舞者用形体和动作体现着力量和美。我想讲述的这个舞者名叫伊莎多拉·邓肯，她是穿上了红舞鞋的精灵，用生命诠释着舞蹈艺术。

　　1877 年，邓肯出生于旧金山。虽然家境贫寒，身为音乐教师的母亲从小给了她良好的音乐教育，也培养了她的舞蹈志趣。邓肯不喜欢古板僵化的古典芭蕾，也不喜欢低俗的商业化舞蹈。她从古希腊的雕塑和绘画中获得灵感，用自己的身体模拟树木的摇曳、鲜花的盛开、海浪的翻腾。

　　她赤着脚、穿着薄纱，就像森林女神一样翩翩起舞，看似没有章法，却自由地表达着内心的情感和理想。她高昂着脖子，不停地旋转、摇动和向前冲，令当时的舞蹈评论家不知所措，却令观众们耳目一新。《马赛曲》的表演中，邓肯身着火红的拖地战袍，神情如同监视着步步逼近的入侵之敌。敌军攻上来，她差一点被摧毁。她热切地亲吻着红旗，从中汲取力量，终于又站了起来，举起武器迎向敌人。一场艰苦卓绝的战斗结束了，她在突然到来的寂静之中俨然化作一尊自由女神雕像。

　　邓肯不仅开创了世界现代舞的先河，也影响着古典舞蹈焕发出现代的气息。1927 年的一天，邓肯在法国尼斯和朋友聚会后回家，她的长围巾脱落，被汽车轮绞住，虽然汽车立即停住，但她颈骨骨折身亡，享年五十岁。如果死亡不是来得那么突然，她会一辈子驰骋在舞台上吧？

　　BBC 科教片《青春永驻》中有位七十五岁的舞蹈家，靠着人工髋关节翩翩起舞。日本"白毛女"森下洋子，七十岁仍活跃在芭蕾舞台上。中国的舞蹈家杨丽萍，六十岁了依然保持着少女的身姿和冰雪的肌肤。

哪怕在这背后，是每天三小时的形体锻炼，是数不清的汗水和泪水，她们用优美的舞姿诠释着时光不老。

很多时候，不是因为我们身体衰老，所以觉得自己老了；而是我们觉得自己老了，所以身体衰老。我们觉得到了一定年龄就该弯腰驼背、步伐蹒跚，我们让自己变成了那个样子，然后感叹岁月无情。其实，我们完全可以通过锻炼、通过保健，让青春之花更加明艳恒久、绚丽多姿。这就是接下来我们将要做的。

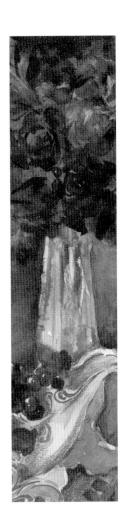

第四章
食物界的抗衰老精英

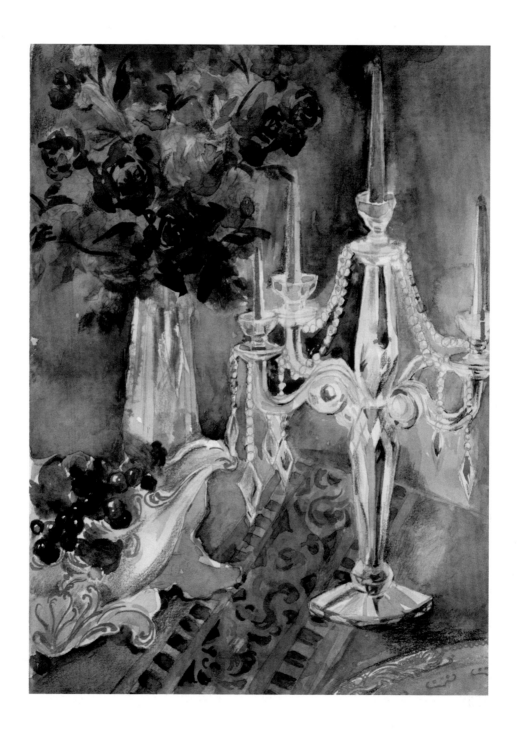

"You are what you eat（你吃什么就成为什么）"——这句话听起来奇怪，细想不无道理。食物被人体消化吸收，变成了人体的组织细胞，身体发肤莫不是由食物中的营养素转变而来。饮食影响着我们的健康、体型、智商、容颜，实在不可轻视。

《黄帝内经》说饮食要"五谷为养，五果为助，五畜为益，五菜为充，气味合而服之，以补精益气"，体现了多样化和均衡的原则，被视为中华饮食观的精髓。合理饮食最重要的就是营养全面均衡，具体可参照中国营养学会的平衡膳食宝塔来选择食物的品种和数量。某些食物营养丰富，可以相对多吃或者常吃，但是若打破了营养均衡的原则，大吃特吃、餐餐不离，就可谓物极必反、得不偿失。接下来介绍一些食物中抗衰老作用突出的代表，它们的功效也是建立在均衡饮食的基础上。

主食中的不老仙方

"世人个个学长年，不悟长年在目前。我得宛丘平易法，只将食粥致神仙。"这是南宋诗人陆游的养生秘诀，说明吃好主食（不一定是粥，包括米饭馒头杂粮等）非常重要。主食吃得过多或过少都不利健康，中国营养学会把它们放在平衡膳食宝塔的第一层，建议每天吃 250~400 克（生重）主食。

有调查发现，吃面食为主的老人健康状况好于吃杂粮为主的老人，吃杂粮为主的老人健康状况又好于吃大米为主的老人。面食中营养素比较均衡，容易消化吸收，应该每天保证。杂粮的营养丰富，但是口感粗糙，不易消化。稻米中蛋白质和钙元素含量稍低，精制大米的维生素损失较多。三餐可以分别以面食、大米、杂粮为主食，注意杂粮细做。玉米、红薯、高粱、燕麦、荞麦、土豆、小米等都属于杂粮。玉米中的谷胱甘肽是很好的抗氧化剂；红薯有显著的抗癌功效；燕麦的降血脂效果突出；荞麦可以保护心血管……适当吃杂粮有益于人体健康。

　　饮食应该适量，通常来说就是每餐吃到七分饱。七分饱的标准是胃里还没有觉得满，对食物的热情已经开始下降，撤走食物之后不会还想吃东西。节制饮食对于延缓衰老的作用在动物实验中得到充分证明。科学家抓来两只老鼠，一只老鼠饱食终日，另一只老鼠只能吃到七分饱，饱食终日的老鼠活了两年，只吃七分饱的老鼠活了三年。对于人类而言，节制饮食对于预防心脑血管疾病和糖尿病是有益的。还有一些研究表明适当的饥饿状态能够促进细胞自噬作用、降低身体的炎症反应、延缓大脑的衰老。

蔬菜和水果中的抗衰老明星

　　蔬菜和水果是大自然的恩赐，它们品种繁多、色彩艳丽，每一种都有独特的味道。平衡膳食宝塔把蔬菜和水果放在第二层，平起平坐，缺一不可，建议每天摄入 300～500 克蔬菜、200～350 克水果。平衡膳食宝塔中的重量都是指可食部分在烹饪之前的重量，以蔬菜为例要去掉菜根等不可食用的部分。

　　绿叶蔬菜备受宠爱，它们含的各种维生素、矿物质普遍较高，还含有天然的叶绿素。叶绿素可以净化人的血液，相传唐朝的道士常因炼丹中毒，菠菜对于解毒有奇效。菠菜虽好，要注意焯水去除草酸。小白菜、韭菜、芹菜、芥蓝、莴苣、竹叶菜等绿叶蔬菜也都有很好的保健价值。

　　红色、橙色、黄色蔬菜通常含有番茄红素和胡萝卜素这两种抗氧化剂。番茄（西红柿）是世界上销量最大的蔬菜，也是红色食品的代表，红色食品大多可以补血、养心，使人面色红润。胡萝卜被誉为小人参。它富含的胡萝卜素在人体内会转变成维生素 A，维生素 A 对于延缓衰老、保护视力、皮肤和头发有重要意义。

蓝莓、茄子、紫薯、紫甘蓝……这些紫色、深蓝色食品含有丰富的花青素，花青素也是延缓衰老的抗氧化剂。不少紫色食物还含有芦丁，可以改善微循环。黑色食品颜色最深，营养素的含量相对其他颜色的同类更高，比如黑米的营养高于白米、黑芝麻的营养高于白芝麻、黑木耳的营养高于白木耳。中医认为黑色食品补肾，是抗衰老的首选。

可食部分颜色浅的黄瓜、大白菜、白萝卜、竹笋也不可忽视，它们含的营养素相对较少，却有独特的优点。黄瓜可以抗癌、减肥，白萝卜可以促进人体合成干扰素，增强免疫力。每种蔬菜各有所长，营养学的建议是每天吃 3~5 个品种，绿色蔬菜占一半，另一半兼顾各种颜色。

水果是人类的祖先在伊甸园中的美食。无论从哪一个角度来论证，人类都是从吃水果为主慢慢演变成今天的食性。现在没有必要把水果摆在首位，但是水果的好处仍然是不可替代的。水果所含的维生素、类维生素、植物活性化学物质对人体具有多种保健价值。水果中抗衰老作用突出的包括富含维生素 C 的大枣、猕猴桃、柑橘等；富含鞣花酸的石榴、黑莓、蔓越莓等；富含白藜芦醇的葡萄、桑葚、树莓等；富含铁元素的桃子、樱桃、草莓等。一般而言，颜色越深的水果含的抗氧化剂越多，保健价值也越高。水果是时令性很强的食品，最好是按着季节吃那些自然成熟的水果，好过吃那些反季节的、经过了各种保鲜处理的水果。

动物性食品的利与弊

鱼类被认为对于延缓衰老有多方面的促进作用。鱼肉容易消化吸收，含有丰富的优质蛋白质，鱼油对心血管有保健作用，还能健脑益智。海边居民通常健康长寿与经常吃鱼有关。中国营养学会建议鱼虾类的摄入量是每天 40~75 克，普通人也许做不到每天吃鱼，那么一周吃三次也能起到保健作用。

蛋类是营养最全面的食品，除了不含维生素 C，其他各种营养素的含量都比较丰富。每天一个鸡蛋可以帮助我们补充那些容易缺乏的营养素 —— 维生素 A、维生素 B$_2$、钙、铁、锌。对于抗衰老而言，蛋黄中的卵磷脂功效卓越，可以保护心血管、改善记忆力、消除皮肤色斑。食用蛋黄还可以提高血清中叶黄素和玉米黄素的水平，对于改善视力，预防视网膜黄斑变性有显著效果。

家禽家畜的肉类应控制在每天 40～75 克，香喷喷的红烧肉每天只能吃上 1～2 块。2015 年，红肉（猪肉、牛肉、羊肉等家畜肉）上了世界卫生组织的一类致癌物的黑名单，引起轩然大波。并不是吃了红肉就会致癌，而是摄入红肉，尤其是培根、火腿这类的加工品会增加罹患癌症的风险。

动物性食品和植物性食品的合适比例是 1∶7。人应该以素食为主，适当搭配荤食。素食主义者如果吃鸡蛋、牛奶，基本可以满足营养的需要，而严格的素食主义者如果不是很注重食物的多样化和合理搭配，可能缺乏优质蛋白、Ω-3 脂肪酸、维生素 A、维生素 D、维生素 B$_2$、维生素 B$_{12}$、钙、铁、锌、锰等营养素。以维生素 B$_{12}$ 为例，这种维生素可以延缓神经系统的衰老、预防老年痴呆，它的来源主要是动物性食品。

独树一帜的豆类、奶类和坚果

膳食平衡宝塔的第四层是豆类、奶类和坚果，这是中国营养学会提醒国人要特别关注的食物。它们不像主食、蔬果、肉食那么受人青睐，很多人认为可有可无，但是它们的营养价值是不应该被忽略的。

中国是大豆（包括黄豆、黑豆、青豆）的故乡，豆腐、豆浆、酱油等各种豆制品也是中国贡献给世界的美食。大豆中含有比较丰富的赖氨酸，可以弥补谷类中赖氨酸的不足。大豆的蛋白质含量比肉类还高，是优质蛋白的良好来源。大豆中还含有抗癌成分，可以阻断供应癌细胞的新生血管，把癌病灶消灭在萌芽状态。大豆中的类雌激素可以双向调节人体的雌激素平衡，对绝经期后的女性有很好的保健作用，男性适量食用也不会造成雌激素过多。除了大豆之外，绿豆、红豆可以解毒解酒，蚕豆可以提高记忆力，芸豆帮助提高免疫力。豆类必须彻底煮熟，不然里面的皂苷、胰蛋白酶抑制物等会引起食物中毒。

奶类是优质蛋白和钙的良好来源。这里需要强调钙元素对于抗衰老的重要性。骨钙会随着年龄的增长逐渐流失，到了 60 岁，5%～30% 的骨钙会流失，这时骨骼就变得疏松脆弱，容易变形和骨折。缺钙还会引起肩周炎、骨质增生、高血压、糖尿病、动脉硬化、老年性痴呆等各种慢性病。我国居民平均钙的摄入量只有需要量的一半，补钙成为当务之急。建议每天喝一杯牛奶（300 毫升），补充的钙接近每日需要量的 1/2。

坚果包括核桃、松子、杏仁、板栗、花生、瓜子等，以往因为稀缺只有逢年过节享用。新版的平衡膳食宝塔把它们补充进来，作为可以每天享用一小把（25 克）的健康零食。坚果通常含有丰富的不饱和脂肪酸，有保护心血管和补脑的作用。核桃是其中的代表，它的形状很像两个大脑半球，抗衰老作用在坚果里面是最突出的。松子是油脂含量最高的天然食品，它被历代医家誉为"果中仙品"。杏仁有很好的抗癌和保护心脏的作用，但是不能多吃，否则会造成细胞缺氧。每一种坚果都值得细细品味，它们是神奇的种子，凝聚日月精华。

烹饪中的点睛之笔

膳食宝塔的塔尖是油和盐，我们把它扩充一下，谈谈健康调料。盐是调料之首，是调和五味的元勋。人类对于盐的嗜好在远古的时候就产生了，以至于我们摄入的盐明显超出身体的需要量。中国营养学会给出的建议是每人每天少于 6 克盐，实际上 2 克就够了，而大多数中国人吃 10～11 克盐才觉得够，北方人甚至吃到 18 克左右。过量吃盐的后果就是容易得高血压和肾结石，高血压又会引起心、脑、肾、眼等部位的血管变性，造成各种并发症。

烹饪油让食物看起来鲜亮诱人，香气弥漫、口感酥松。中国人热衷于炒菜，烹饪油是少不了的帮手，使用的量往往会超标。中国营养学会给出的建议是每人每天 25～30 克油，为了符合这个标准，建议使用带刻度的玻璃油瓶。

生姜、大蒜和葱是很好的香料。生姜被誉为抗衰老的圣品、中医"不老方"的主角。它含的姜烯酮、姜辣素可以防止老年斑的形成。大蒜的杀菌能力更强，并且抗癌效果突出。葱有温补散寒的作用，这类带有挥发性香气的食物大多健脾开胃，促进消化。姜黄、豆蔻、香茅、罗勒、迷迭香等调料也有一定的抗衰老作用。

值得注意的是，调料使用不当对于健康有潜在危害。过量摄入味精和鸡精会降低人体对锌的利用，导致缺锌。味精和鸡精应该在菜肴关火起锅时加入，否则在高温下会产生轻微毒性。茴香、丁香、花椒、辣椒等刺激性强的调味品不宜多吃。白糖为代表的各种精制糖（甜食）必须控制，多吃容易引起肥胖、龋齿、近视、免疫力下降等，成人的精制糖摄入量每天不超过 30 克（一罐可乐就含有 39 克白糖），越低越好。血糖过高容易引起炎症反应和胶原蛋白流失，是肌肤衰老的帮凶。

"美食与爱不能辜负"——我希望营养学知识帮助读者更好地享受美食带来的愉悦，而不是成为紧箍咒。我讲授营养学近 20 年，一直觉得营养学是爱的科学，就像母亲对孩子一般在细微之处谆谆教诲。饮食是抗衰老的重头戏，很多抗衰老书籍中用大量篇幅谈论饮食，本书因为要对抗衰老知识进行全面介绍，不能把营养学知识讲得非常具体，希望读者时常关注营养学资讯。我无法给出"十大抗衰老食品"这种简单易行的捷径，饮食最重要的就是均衡，请从今天做起，让餐桌上的食物色彩绚丽、品种丰富、适量为好。

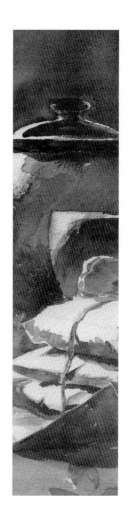

第五章

中医养生

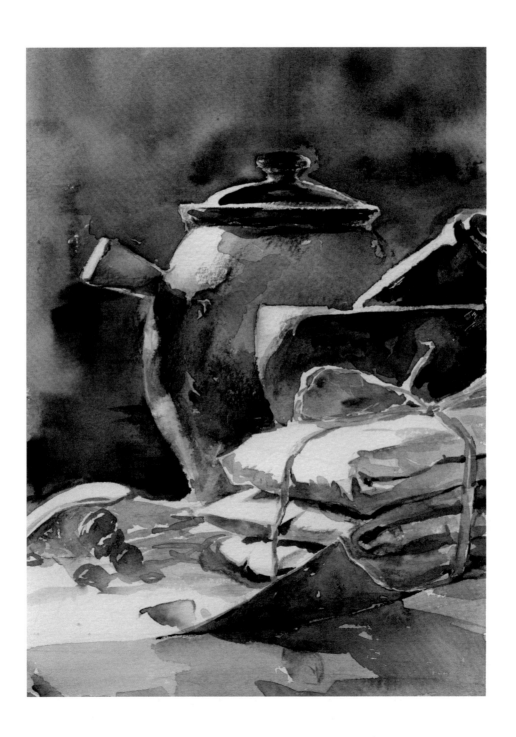

中国古代的劳动人民经过长期与疾病作斗争开创了中医。中医的发展和道教有着千丝万缕的联系。"阴阳平衡""五行学说""天人合一""子午流注"讲的都是人要顺应自然，通过与自然界的和谐相处而恢复健康。中医不像西医那么深研病理、起效迅速，而是从整体上调节人的体质，效果缓慢而持久。

中医主张"不治已病治未病，不治已乱治未乱"，强调在疾病发生之前进行调养，防患于未然。《吕氏春秋》将中医定义为"生生之道"——提升生命力的道理。中医养生就是提高人体自身的康复能力，从而达到延年益寿、延缓衰老的效果。

《黄帝内经》中的养生秘诀

中国著名的医学典籍《黄帝内经》成书于战国至秦汉时期，托名黄帝所做，实为历代医家所言。《黄帝内经》将健康长寿的秘密归纳成三句话："食饮有节，起居有常，不妄作劳"，就是不要吃得过饥过饱；规律睡眠、不要熬夜；适当运动，不要过于劳累。

这三句话看似简单，并不容易做到。

现代人常因加班错过饭点而忍饥挨饿，酒宴之中又大吃大喝损伤脾胃。中医称脾胃为后天之本。只有养好了脾胃，水谷精微才能源源不绝地化育为人体的气血，才能拥有健康的体格。

熬夜是现代生活的通病。中医的经络学说认为晚上 11:00 到次晨 3:00 是肝经旺盛之时，也是肝脏最佳的排毒时间。如果经常熬夜损伤肝脏，会导致人体代谢失常、毒素累积，最终引起癌症等疾病！

城市中的白领们要么整天在电脑前端坐不动，要么为了工作四处奔波，能够做到适当运动实属不易。如何运动才是适当的呢？通常的说法是每天运动一小时，这一小时的运动要让心跳、呼吸达到一定的频率，肌肉的力量也有所增强。

"食饮有节，起居有常，不妄作劳"加上良好的心态，是健康长寿的坚固基石。如果说养生还有更高的境界，就是在细节上更加完善，把"顺应自然"这个理念做到极致。

二十四节气与养生

"春雨惊春清谷天，夏满芒夏二暑连，秋处白秋寒霜降，冬雪雪冬小大寒。"这首二十四节气歌把从立春到大寒的二十四个节气用口诀的方式串联起来，让人瞬间经历了寒来暑往的一度年华。事实上，古人是多么从容地感受着时光变迁。就拿立春为例，这十五天的节气又被均分成三候。一候"东风解冻"，大地冰雪消融；二候"蛰虫始振"，蛰居的虫类慢慢在洞中苏醒；三候"鱼陟负冰"，河里的冰开始融化，鱼儿到水面上游动，水面上还没完全融化的碎冰如同被鱼儿驮着一般。这种对于季节的感受，远比从日历和天气预报中来得生动鲜明。

每一个节气有着各自的养生方法。比如立春要注意护肝，肝气是自然生长条达的，不需要特别的进补，不妨多吃新鲜的蔬菜、少吃些肉食（春天也是动物们繁衍生息的季节）。作息时间上晚睡早起，这里说的晚睡只是比冬季睡眠时间略晚，不应晚于11:00。春寒料峭容易受凉，要"春捂秋冻"，保暖防风。春天的气候变化也容易诱发心理疾患，要力戒暴怒、忧郁，经常到大自然走走，使心胸开阔、心情愉悦。

中国人对于时令食品的喜爱让节气文化增添了趣味和欢乐。立春的时候要"咬春"，吃萝卜、春卷，还有葱、蒜、椒、姜、芥调和的五辛盘。韭黄、荸荠、菠菜、春笋、芦蒿、蕨菜、枸杞叶、马兰头、冬枣、胡柚、番石榴……这些时令蔬果使立春充满了清新的滋味。我曾经写过《早餐Time：妈妈的二十四节气早餐书》，搜罗各个节气的当季美食。大自然好像是策划好了一样，夏天提供清热解暑的瓜果，秋天收获生津润肺的梨子、百合，冬天则是滋补的干果、蘑菇上市的季节。如果我们经常关心节气知识，会感觉四季有情，天地温柔地养育着人类。

进补的时机和方法

年轻人就像春天的花朵，生长发育旺盛，用不着特别地进补。中年人和老年人就好比秋冬季节的大树，有枝叶飘零的忧患。这时候应该想办法多给点儿养料，让身体焕发出蓬勃的生机。按照《黄帝内经》的说法，男女的发育周期不一样，进补也有早晚。女子七岁肾气盛，头发长长，牙齿更换；二七任脉通，月事已下，能够生育；三七肾气均，智齿长出；四七筋骨坚，到达强壮的顶峰；五七阳明脉衰，面部开始枯槁；六七三阳脉衰，头发变白，身体虚弱；七七任脉虚，身体枯槁，不能生育。古人看重生育能力，以至女性四十九岁之后就没有下文了。男子逢八计算，发育较晚，衰老较慢。五八才"肾气衰"，八八之后不能生育。中医认为，男子四十岁、女子三十五岁左右要根据自己的体质进补，可延缓衰老。

进补的时机最好在立冬之后，此时白雪皑皑、万物封藏，人体也进入休养的时期，把营养精华纳入脏腑之中。这时吃补品可起事半功倍的效果。当然，如果确实身体虚弱，在其他的季节也可以吃补品，只是要遵守"虚才要补，不虚不补"的原则。

中医把虚症分为气虚、血虚、阴虚、阳虚、脾虚、肾虚等类型。气虚者头昏目眩、少气懒言，应多吃健脾益气的鲫鱼、大枣、胡萝卜等食物；血虚者脸色苍白、手足麻木，应多吃补血的猪肝、鸡蛋、黑木耳等食物；阴虚者心烦口渴、失眠盗汗，应多吃滋阴的鸭肉、莲藕、百合等食物；阳虚者形寒肢冷、腰膝冷痛，应多吃壮阳的羊肉、鸡肉、大葱等食物。通常中年人以补脾为主，多吃健脾益气的黄鳝、黄豆、山药、莲子、牛蒡、南瓜、黄花菜等食物。老年人以补肾为主,多吃补肾的黑豆、黑米、香菇、核桃、黑芝麻、黑木耳、乌骨鸡等食物。各人体质不同,最好在中医指导下进补。食补是安全的进补,老少皆宜。如果觉得效果还不够显著,可以适当地加上药补。

常见补药之疗效

中医认为可以补肾、延年不老的补药有上百种,以下就一些常见的补药进行介绍。枸杞被誉为抗衰老圣药,拥有很多美好传说。相传某个村庄有一口水井,井边生长枸杞,成熟后落入井中。村民们日日饮用此井水,面色红润、耳聪目明。枸杞性格温和,药食两用。它生精补髓、滋阴补肾、强身健体、延缓衰老,对肝病、眼病、心脑血管病、肿瘤都有很好的防治效果。不过,购买枸杞一定要注意品质,如果被染色、被蚊蝇叮咬过,湿乎乎的散发出酒味,那就起不到保健作用,反而有害健康。

黄芪是常用的补气的药材。中医认为人源于元气,气聚而成形,气散则复归于太虚。黄芪是补气圣药,怎能不抗衰老? 和人参的大补元气不同,黄芪温补气虚,可避免体虚无力、语音低微、经常感冒的症状。从营养学的角度分析,黄芪含有丰富的微量元素,多种氨基酸、胆碱、苦味素、甜菜碱等,具有增强机体免疫功能、保肝、利尿、抗衰老、抗应激、降压和抗菌作用。

灵芝被称为还魂草,祥云一般的外形十分美丽。野生的灵芝比较珍稀,人工培育的灵芝同样具有保健价值,它可以抗癌,保肝解毒、镇静安神,保护心血管。值得一提的是,灵芝和蔬菜水果一样,还是新鲜的疗效好,所谓千年灵芝早已木质化,失去药效。

《本草纲目》记载何首乌"固精益肾,健筋骨,乌发,为滋补良药"。从名字就可以看出,何首乌最大的功效是治疗白发早生、脱发。不过,它对肝脏有一定损伤，不宜长期服用。

胡椒般大小的五味子初尝微甜带酸，接着又苦又辣，然后是一股咸的余味。中医认为，五味子滋养五脏，兼具补精、益气、养神三大功效，还能强肝、增进细胞排毒能力、提高记忆力及体力。相传古时候猎人狩猎之前必服五味子以强身补气。

当归是补血的药材，传说有妇人思念丈夫，心血耗尽，化为此药。当归既能补血，又能活血，对面色萎黄，眩晕心悸的病人疗效很好。

川芎和丹参是扩张血管的中药。老年人经常会有冠心病之类血管阻塞的毛病，扩张血管的药材可以缓解胸闷、头昏的不适感。

地黄、茯苓、黄精都有提高人体免疫力的作用。它们颜色偏黄，在五行中对应脾脏，有健脾的效果。六味地黄丸是常见的中成药，滋阴补肾，适用于腰膝酸软、头晕目眩、耳鸣耳聋等各种肾虚的症状。

紫河车和淫羊藿是抗衰老中药的奇葩。紫河车是人的胎盘，含有雌激素类物质，能激活人体细胞再生，改善老年人的外貌和步态。相传它是慈禧太后的养颜秘方。淫羊藿含有雄激素类物质，促进男性生殖能力，这在古人看来就是回春的征兆。

上述中药尽管有效，也不是人人皆宜，要根据体质来选择。"是药三分毒"，即便是温和的补药，也难保没有任何副作用，采用中药进补之前应该咨询中医，合理用药。

不可尽信的中药方剂

我对中医的理念基本认同，对中药却又爱又怕。我曾经在黄山天都峰上感冒发烧，靠着柴胡冲剂转危为安，也曾因为吃了乌发的中药而加重胃病。这些年使用中药的体验有好有坏，也和医生是否辩证施治及药物质量有关。我的同事——一位免疫学教授谈到中药，说不少中药提取液注入动物体内马上引起各种免疫排斥反应。中药成分太复杂了，不清楚到底有多少种成分，哪些对人体有益，哪些对人体有害？

近年来，国家药监局对中药的管控越来越严格。一些毒性较强的中药如马钱子、天南星、草乌被严格限制使用。一些中药方剂要求写明不良反应及禁忌事项。一些抽检不合格、掺杂掺假、染色、增重、硫黄熏蒸的中药饮片被查封。这些行为从长远来看是对中医药的保护。我们很需要像屠呦呦这样的科学家，从古老的中药药方中去伪存真，找到真正发挥药效的成分，对药理机制和不良反应进行深入分析，做到精准用药。

至于网络上流传的一些中药偏方，还是不要相信为好。偏方之所以成为偏方，不能堂堂正正列于药典，就因为它时灵时不灵，对少数人有用，对大多数人无效。试问有谁愿意成为验证偏方的小白鼠呢？对于味道怪异、苦涩的中药，尤其应该提高警惕。味觉的进化过程中产生了酸甜苦咸四种基本味觉。苦味通常是对有毒物质的警报。味蕾上有 30 余种感受不同苦味的受体，分别对不同种类的毒素起反应。当我们觉察到苦味而皱起眉头，那是味蕾在表示抗议："这是有毒的！"带有清淡苦味的茶叶（茶叶中的咖啡因就是有功有过的物质）、啤酒、苦瓜、苦菊一定程度上解热降火、清心醒脑，可以适量食用，但不能多吃。

中医除了药剂，还有敷贴、按摩、气功导引等治病、养生的方法。相传有个简单的美容方法就是每天睡前摈除杂念，趴在床上磕三个头，将气血导引到面部，久而久之面若桃花。这类比较安全易行的方法可以尝试。针灸有一定创伤，要谨慎对待。刮痧、拔火罐缺乏科学依据，个人不建议采用。

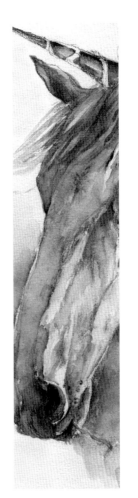

第六章

运动成就健康之美

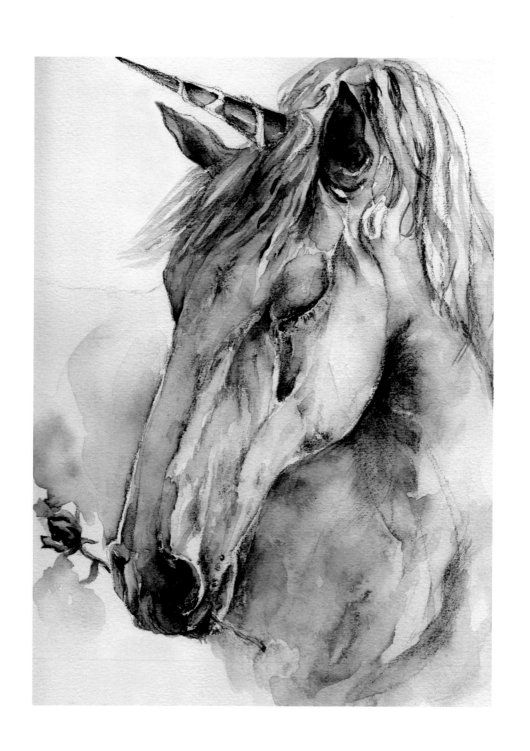

"生命在于运动"是法国思想家伏尔泰的格言。伏尔泰反对君主专制，主张言论自由，为了传播启蒙思想创作了大量哲理小说、历史著作和戏剧。繁忙工作之余，他喜欢散步、跑步、击剑、骑马、游泳、爬山和日光浴，80 岁高龄的时候还和朋友一起登山看日出。中国的伟人们同样对运动情有独钟。孔子精通射箭和骑马，周游列国之际，很多弟子累得走不动路了，孔子照样弹琴唱歌。李白一生酷爱远游，走遍名山大川，这为他的诗句增添了雄奇飘逸的魅力。毛泽东是体育运动的倡导者和实践者，早在青年时期就呼吁"欲文明其精神，必先野蛮其体魄"。他最喜欢游泳、登山和打乒乓球，73 岁还能横渡长江。

如果一个成年人不经常运动，肌肉会以每年 0.25 公斤的速度被脂肪组织替代。40 年后他就会减少 10 公斤肌肉，肌肉力量下降 60%。普通人在 35 岁以后，心、脑、肺、胃肠、骨骼、神经、内分泌、免疫等功能以 0.75%～1% 的速度退化，不运动的人的退化速度是经常运动的人的两倍，45 岁时生理年龄便相差 10 岁。不运动已经成为全世界引起死亡或残疾的前十项原因之一，也是各种慢性病和心理障碍的诱因，为了健康和活力，让自己动起来！

关于运动的必备知识

很多人一提到运动，就会到健身房去办一张卡，心血来潮去上几次，接着就把健身卡束之高阁。真正有效的运动不一定在健身房，也不需要金钱来启动。为了合理地支配我们的时间和金钱，首先应该用知识武装头脑，点燃运动激情。

以下是关于运动的重要理论知识。

（1）要运动多久？即便只是运动 5 分钟，也比不运动的效果好，不要因为没有大块时间而拒绝运动。每周运动 3 次，每次运动 30 分钟即可促进身体的健康。每周运动 5 次,每次运动 1 小时,体能的增强会更加明显。再往上增加的话,心肺功能不会明显加强,但是在塑造形体、增强竞技技能等方面有帮助,这时最好有专业的健身教练指导,避免运动过度或损伤。

（2）运动到什么程度合适？ 如果用心率来计算,青壮年在 130～150 次/分之间为好（170－年龄 次/分）,60 岁以上的老人不超过120 次/分。运动之后应该精神饱满、精力充沛,没有疲劳困倦感。如果肌肉疼痛、周身不适、睡眠不好、食欲不振都属于运动过度,要以循序渐进的原则重新调整运动强度。运动过度会造成人体的氧化应激,使人过快地衰老,这也是一些年轻运动员过早出现罕见的神经退行性疾病的原因。

（3）什么是有氧运动和无氧运动？ 简单地说,有氧运动耗能较少,由正常的糖代谢（生物氧化）来提供能量。步行、慢跑、滑冰、游泳、瑜伽、骑自行车、打太极拳、跳健身舞、做韵律操等都属于有氧运动。无氧运动耗能较大,肌肉来不及氧化供能,采用无氧酵解供能,会产生比较多的乳酸,肌肉容易酸胀。常见的无氧运动项目有:短跑、举重、投掷、跳高、跳远、拔河、俯卧撑、肌力训练等。如果我们要增强心肺功能、减肥就应选择有氧运动;如果要增强肌肉力量、塑造身体线条,需要选择无氧运动。年龄较大的人应该以有氧运动为主,适量做一些无氧运动。

（4）什么时间运动比较好？ 早晨、上午、下午和晚上都可以安排运动。中午一般以休息为主,不适合安排运动。空腹和睡前不宜运动。餐后一小时内也不宜运动,以免影响消化,引起胃下垂等疾病。

（5）如何防止运动损伤？ 运动之前换上宽松的衣服,先做一下热身。运动流汗的时候不能大量喝白开水,可以喝适量运动饮料或淡盐水（0.2%～0.3% 的氯化钠）。运动之时如果不便测量心率,锻炼到呼吸粗重即可。假如不能一口气说完一句话,就是运动过激了。运动之后要做一些拉伸运动，防止肌肉粘连、减少乳酸堆积。

选择合适的运动方式

掌握运动知识可以帮助我们合理地安排运动时间、控制运动强度。我们该选择什么运动项目呢？五花八门的运动项目，哪些能激发我们的运动热情，使我们持之以恒地进行下去？从心理学的角度而言，如果一个人持续地、投入地做一件事，必然源于从中获得源源不断的快感。体育锻炼也是一样。举例来说，学校操场离我家只有 500 米，可是我不喜欢拉磨一样绕着操场跑，宁可每个周末搭乘公交车去舞蹈教室，或者沿着东湖绿道散步。

运动的方式有千百种，总会有你喜欢的。找到了自己喜欢的就好好坚持下去，健身的同时还能收获心灵的愉悦。运动员一般情绪开朗，很少出现抑郁症之类的疾病。这是因为运动过程中，人脑会释放内啡肽、5-羟色胺、多巴胺之类的物质，这些物质可以令人心情愉快、缓解压力。有些人在慢跑的时候内啡肽释放得格外旺盛，就会成为真正的跑者。村上春树每天晨跑 10 公里，每年至少参加一次全程马拉松，与其说他对自己严格，不如说他从中感受到极大的快乐。

假如没有自己特别钟爱的运动项目，可以根据个人的性格来选择，达到"阴阳平衡"的效果。比方说安静的人可以选择骑马、滑冰之类的急速运动；活泼的人可以选择游泳、登山、亲近大自然；情绪型的人可以选择高尔夫、射箭之类的项目；容易抑郁的人可以选择长跑和攀岩；孤僻型的人可以选择集体性活动，如足球、篮球、排球和拔河；犹豫不决的人可以选择打羽毛球、乒乓球、网球，要求判断准确、当机立断。

各种运动项目之中，太极拳、瑜伽和养生的关系密切，也很适合抗衰老。太极拳源于《易经》的阴阳八卦学说，一招一式都由圆弧形的动作组成，此消彼长，绵绵不绝。它可以使肌肉在运动过程中随时放松，神经系统处于兴奋和抑制的动态平衡之中，内脏的功能得到调整。瑜伽则是起源于 5000 年前的古印度，它的动作舒展优美、简单易学、配合呼吸和意念，达到柔韧身体、净化身心的作用。

当然，不同的运动项目只是通往健康之境的道路。我们完全可以根据自己的兴趣、体质来挑选和转换。我们可以每周制定运动计划，感受不同的运动项目带来的精彩，也可以在自己喜欢的项目上精益求精，锲而不舍地坚持下去。

运动无处不在

不一定去健身房或者操场锻炼才是运动，平时走路上下班也是运动。一项关于百岁老人的调查发现，很多老人并不热衷于健身，但是他们的生活需要走路、干体力活，甚至负重。他们一直在自然而然地锻炼。都市白领找不到干体力活的机会，那就多走路吧，别把直立行走的功能闲置了。很多手机具备计算步数的功能，提醒用户每天走一万步。这一万步如果只是悠闲的慢走，有助维持能量平衡和理想体重，对于心肺功能则起不到明显的锻炼效果，还需要额外的运动来补充。

爬楼梯是典型的有氧运动。6 层楼的楼梯上下 2~3 趟，相当于平地慢跑 800~1500 米的运动量。不过，这个运动时间只有 6 分钟左右，若住在 30 楼，每天上下 1~2 趟才达到理想的健身效果（注意加强对膝关节的保护）。某些家务活因为运动的幅度大、频率高，也算得上有氧运动。比如扫地、拖地、洗衣服、晾衣服。做这些家务活的时候也当作是锻炼，如果放点音乐就好比在做健身操了。

逛街当然也算运动，瘦身的效果还很显著呢！按照美容专家张晓梅的说法，逛街可以提高自己的时尚品位，买到合适的衣服，还能锻炼身体，并且你在看见那么多美丽衣服的同时，就体会到瘦身有多么重要，根本吃不下东西，真是一举多得。逛商场可能导致钱包缩水，所以我更建议大家经常逛书店。

　　旅行也是很好的运动。背包旅行是最健康环保的运动方式，还可以结识新朋友、品味美景和美食。我在荷兰的郁金香花田遇见过一位中国游客。她是一个普通的退休工人，70 岁了，还在一个人周游世界。

　　养花、养猫、遛狗……这些是强制性运动。一旦家里有了这些小生命，你就不得不照顾它们，为花儿浇水修枝培土，和小猫小狗玩耍。遛狗的运动量甚至超过上健身房，一只狗每天遛两次，每次半小时，每天就运动一小时。这比很多人在健身房时断时续的锻炼效果好多了。看到这里，还会觉得运动是很困难的事吗？不如现在就给自己制订一份合理的运动计划。先设定明确的运动目标（比如需要增强体力或者减肥塑身），然后选择合适的运动项目、保证充足的运动时间。只要你真的动起来，就会有效果。当运动成为你的习惯，健康的体魄、良好的情绪、蓬勃的朝气、不畏困难的品格……这些美好的事物将如影随形，内化在你的生命之中。

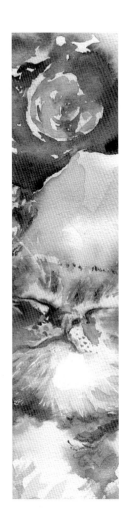

第七章
睡眠的意义

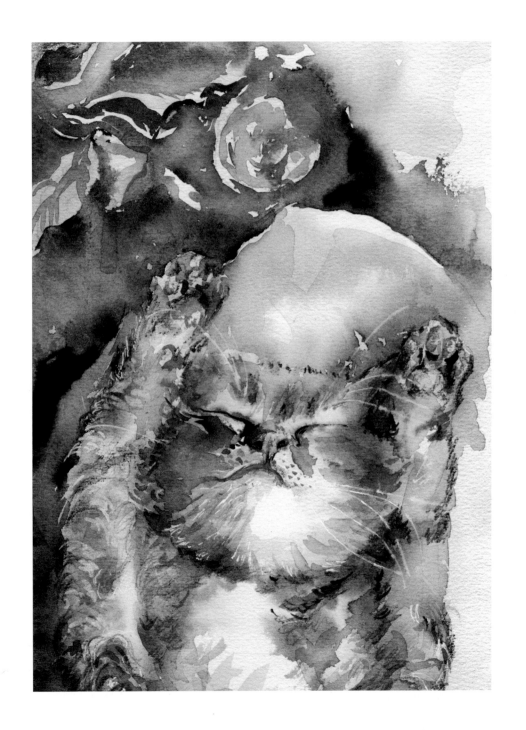

希腊神话中，珀耳塞福涅是众神之王宙斯和农业女神得墨忒耳的女儿，被冥王哈得斯绑架到冥界与其结婚，成为冥后。得墨忒耳失去女儿后非常悲伤，离开奥林匹斯到处疯狂地寻找女儿，以致大地上万物颗粒无收。宙斯派赫尔墨斯去接回珀耳塞福涅。哈得斯被迫放还珀耳塞福涅，但他欺骗珀耳塞福涅吃了四颗石榴籽，这使珀耳塞福涅每年有四个月的时间重返冥界。这个神话隐喻睡眠，人类有 2/3 的时间在清醒中度过，1/3 的时间犹如回到冥界 —— 神秘的黑暗国度。

睡眠似乎在浪费生命，其实在蓄积新生的力量。日与夜轮回，醒与睡交替，从酣畅睡眠中醒来时身体充满活力。陆游说"不觅仙方觅睡方"，苏轼把午寐看作人生最大的乐事，历代医家都把睡眠当作养生的要务。良好的睡眠能消除疲劳，使神经系统、内分泌系统、代谢系统等得到休整，促使细胞组织生长发育和自我修复。睡眠过程中会有梦，梦境深深影响着人类的生活甚至改变历史：周文王梦见飞熊、孔子梦见周公、庄子梦见蝴蝶、卢生黄粱一梦……缤纷的梦境从何而来？现代科学亦无法深入解释。我们且从有限的研究入手，走近睡眠的奥秘。

睡眠必不可少

几乎所有的爬行动物、鸟类、哺乳动物都需要睡眠，两栖类、鱼类及更低等的动物是否有睡眠现象尚不确定（监测不到相应的脑电波），但基本上都有休息-活跃的生理周期。如果剥夺猫、狗、鼠等哺乳动物的睡眠，动物会出现体温下降、脉搏和呼吸减弱、昏迷甚至死亡。人类的志愿者经历 90 小时的断眠，其感觉、反应的敏捷度、运动速度、记忆力以及计算能力都明显下降，甚至出现幻觉和类似精神分裂的症状。

海豚等海洋哺乳动物是个例外。海豚使用肺来进行呼吸，每隔一段时间必须浮出水面。如果睡着了，就会淹死在海里。海豚的左右脑交替睡觉，当左脑睡眠的时候，右脑清醒；右脑睡眠的时候，左脑清醒，永远都不会真正睡着。

　　人是天生需要休息的动物，即便并无倦意，还是会在工作一段时间之后想要休息，在黑夜到来之后想要睡觉。人的体内带有调节睡眠作用的基因，形成昼夜节律。许多研究表明，人的睡眠类型是由先天决定的——短睡者或贪睡者，"猫头鹰"或"百灵鸟"得由基因说了算。我们没有理由相信成功人士都是"百灵鸟"，非要从晚睡晚起变成早睡早起。

　　如果我们不遵守自己的睡眠法则，强行压缩睡眠时间或者改变睡眠规律，就会欠下"睡眠债"。这不仅降低人的生活质量，还会影响工作效率和人际交往。尼采说：当你厌恶自己、憎恨他人，该做些什么呢？吃个饱饭，再睡个饱觉，比平时多睡会儿，是最好的方法。睁开眼睛，你会发现自己焕然一新。

睡 眠 周 期

　　睡眠是人的私密空间，真正研究它的科学家很少。1953年美国芝加哥大学的纳塔涅尔·克莱特曼（Nathaniel Kleitman）教授和他的学生尤金·阿瑟林斯基（Eugene Aserinsky）做了一项实验，让受试者们戴着特制的电极帽入睡，监测整个睡眠过程的脑电波。他们发现，入睡之后，脑电波是逐渐变慢的，随着睡眠的加深，脑电波中的慢波逐渐增多。这种睡眠被称为慢波睡眠，可以按照慢波的幅度人为地把睡眠分为 1～4 期，相当于睡眠由浅到深的过程。其中 4 期睡眠的慢波幅度最高，以 δ 波为主，代表深睡状态。以后，睡眠又渐转浅，从 4 期、3 期，再回到 2 期。慢波睡眠历时 70～100 分钟，然后转入快波睡眠。

　　快波睡眠实际上睡眠很深，不容易唤醒，但脑电活动却与觉醒时相仿，出现"去同步化快波"。睡眠者表现为呼吸浅快、心跳加快、血压升高、脸及四肢常有抽动，特别是眼球常出现快速的转动，故也称为"快速眼动睡眠"。快波睡眠持续 5 ~ 15 分钟，再转入慢波睡眠。一个慢波睡眠加一个快波睡眠就是一个睡眠周期。整个睡眠周期是 80 ~ 120 分钟，在夜晚的 8 小时睡眠中共有 4 ~ 6 个周期。

慢波睡眠时，脑垂体分泌的生长激素增加，促进身体的合成代谢，使体力得到恢复，可称之为"身体的睡眠"。快波睡眠时，脑血管扩张，脑血流量比慢波睡眠时多 30% ~ 50%，脑细胞代谢旺盛，使脑力得到恢复，可称之为"脑的睡眠"。在不同的年龄阶段，快波睡眠在睡眠周期中所占的时间比例不同，老年人快波睡眠时间所占比例减少，而儿童快波睡眠时间的比例可达 1/2，这对大脑发育有利。

睡眠周期如何开始？人如何入睡？脑干的网状系统是清醒与睡眠转换的中枢，当它受到刺激时会使熟睡者醒过来。网状系统接受的刺激是大脑皮层和感觉器官传来的神经冲动。大脑皮层的兴奋会刺激它，因此思虑过多的人会失眠；感觉器官的兴奋也会刺激它，因此噪声和光线会干扰人们的睡眠。网状系统还受到两个中枢神经核团的调控 —— 中缝核和蓝斑。来自中缝核的调控引起慢波睡眠。来自蓝斑的调控引起快波睡眠。蓝斑产生的神经冲动会传递到脑的视神经束，这也许和人在梦中所见到的景象有关。蓝斑也起着在睡眠中抑制躯体运动的作用。如果失去抑制，人会说梦话甚至梦游。

梦 的 降 临

快波睡眠是人做梦的时候。一个人每夜会做 4 ~ 6 个梦，前半夜的梦较短，后半夜的梦较长，整夜共有 1 ~ 2 小时在做梦。慢波睡眠期也可能有梦，但不是像一般的梦那么生动具体，只有一些模糊的印象。梦的机制尚不清楚，梦中的听觉、嗅觉、触觉、味觉可能由脑部相关核团的兴奋而发生。白天，这些核团接受外界输入的刺激信号；夜晚，外界刺激减弱，它们被压抑的"激情"要释放一下，于是自发兴奋来编织梦境。

梦中的情节又是由谁来编造呢？弗洛伊德在《梦的解析》中说：梦是欲望的满足与补偿，是通往潜意识的捷径。例如许多人都做过考试的梦，焦虑地梦见考试不及格或者需要补考。弗洛伊德的解释是，每当做错了事，或者接手一件棘手的事情，我们就想到自己可能因为"做不好事情"而受到惩罚。这时候，我们在童年时受到惩罚的痛苦记忆一下子活跃起来——尤其是在考试的"黑暗日子"里，这种体验更是刻骨铭心。然而只有顺利通过考试的人会做这种梦，落榜的人却不会，梦境实际上也是在安慰人们："不要害怕做不好以后的事情，你看考试之前是多么焦虑，结果不都是有惊无险地度过了吗？"

心理学家弗洛姆在《被遗忘的语言》一书中指出，梦是一种象征性的语言，可以表达内心真实的需要。他提到一位作家的梦，作家有一个很好的发财机会，但是这样做不得不写一些自己不愿意写的东西。作家梦见车辆向山顶行驶，道路越来越陡峭，最后几乎出车祸。道路的危险暗示着会偏离自己的内心。

电影《盗梦空间》中，柯布为了让石油大亨之子费舍放弃父亲遗留下的庞大产业，设计了一个纸风车的梦境。纸风车象征着无忧无虑的心情，做回纯真的自己的快乐。费舍在其心理暗示之下，最终放弃了继承权，对父亲的公司进行拆分。

要不要听从梦境，追随潜意识的召唤呢？心理学家荣格认为，上帝在我们的内心深处，在潜意识之中。只有听从自己内心真正的呼召，人才能过上身心合一、幸福宁静的生活。可惜，这种启示性的梦很少，大部分梦是日常生活中情境的随机组合或者荒诞离奇的幻象。我们只需关注那些真正触动内心或者一再浮现的梦，不必过于为乱梦纠结。

提升睡眠质量

就养生而言，重要的不是做美梦，而是提升睡眠质量，睡醒之后精力充沛、精神焕发。我们必须认识到，睡眠没有一定之规，有些人只需要睡 5 小时，有些人需要睡 10 小时。同一个人在不同年龄、不同的疲劳程度下，需要的睡眠时间也是不一样的。是否达到了合适的睡眠时间，以自身的感觉为准。只要睡眠之后精神好，就达到了合适的睡眠时间。偶尔睡眠不良或者失眠也不必放在心上。如果为此忧心忡忡，反而会加重睡眠障碍。如果确实睡不着，干脆起来做点事，等倦意袭来再上床睡觉。

晚上 11:00 到凌晨 3:00 的黄金睡眠时间要尽量保证，即便是"猫头鹰"型的睡眠者也不要晚于 11:00，更不要熬夜。如果睡觉太晚，即使睡眠时间是足够的，还是无法起到消除疲劳和保健的效果。午餐后尽可能保证一段时间的午休。中医认为子午为心肾相交之时，肾水上行，心火下行，水火既济，故而有精神。午休之后会感觉到心脏有一股力量降下来，与丹田的力量融合，这就是所谓的"水火既济"。

寝具的清洁舒适也是改善睡眠的关键因素。我曾经花了很大气力买正宗的乳胶枕，可是睡上之后却觉得头部悬空、睡不踏实，倒是根据人体颈肩结构设计的记忆棉枕头睡上之后再没有发生落枕。每个人情况不同，要根据自己的睡眠体验来挑选合适的床垫、枕头、被单等寝具。改善睡眠还需要注意的有：晚餐营养丰富且适量、睡前避免产生兴奋作用的各种刺激、保持有规律的作息时间、听些大自然音乐、使用安神的薰衣草或甜橙等精油、做一下放松的冥想、泡澡或者泡脚、每天做适量的有氧运动、喝一杯温热的牛奶……这些方法都可以尝试，效果因人而异。

达·芬奇曾说："勤劳一日，可得一夜安眠；勤劳一生，可得幸福长眠。"睡眠的终极意义在于我们对清醒的把握。当我们听着时钟的嘀嗒声不感觉到虚度光阴,当我们的身心安顿不会被世俗的烦恼困扰,梦中就有花香鸟语,就会怀着满足的疲惫睡去,如晨风一般舒展地醒来。

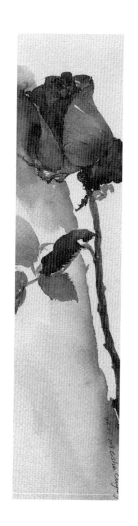

第八章

心若在　终难老

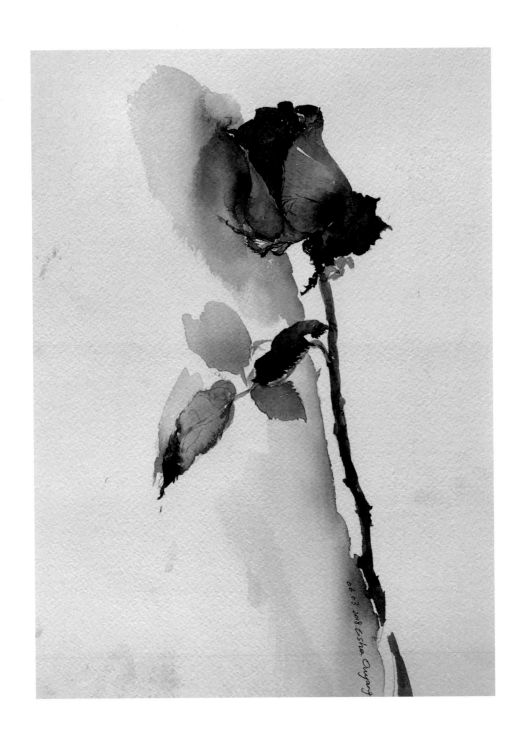

　　人的一生从童年逐渐过渡到老年，就好像从春的嫩芽不知不觉变成秋的红叶。何时步入老年呢？我国老年人权益保障法把 60 岁以上定义为老年。近代西方国家大多将 60 ~ 65 岁作为老年阶段的起点。也有不少学者认为，老年既不是简单的年龄符号，也不是纯粹的生理阶段，更不是笼统的政策人群，应当动态、弹性地定义老年。

　　以出生日期来计算的是自然年龄，此外，人还有生理年龄和心理年龄。就生理而言，人的体能和器官功能在 25 岁左右达到巅峰，然后缓慢下滑。50 ~ 60 岁之间衰老开始显现，但衰老速度缓慢；60 ~ 70 岁时，衰老速度逐渐变快；70 之后衰老速度又转为缓慢。每个人衰老速度不同，生理年龄会不一样。心理年龄的差异更加明显，有些人年过古稀仍心怀梦想，有些人却像罗曼·罗兰所说"在二三十岁上就死去了，因为过了这个年龄，他们只是自己的影子"。

心理年龄与情感能量

　　人从懵懂无知的孩童长成天真活泼的少年、激情洋溢的青年、成熟稳重的中年，最后进入老年。不同的年龄阶段表现出不同的心理特点。一般而言，青年期人生观基本形成，富有批判性和创造性，情感丰富，遇事容易激动。中年期善于控制情绪，有能力延迟对刺激的反应，个性固定，信念逐渐坚定。老年期记忆力下降，解决问题的能力下降，情绪趋于不稳定，喜欢唠叨，固执刻板。

　　看着曾经的热血青年变成昏聩老者，令人感叹岁月无情。然而这种内在品质的流失并非针对所有人。如果一个人在中年甚至青年期完成一个质的飞跃，就可以达到常人难以企及的境界。孔子的一生"发愤忘食，乐以忘忧，不知老之将至云尔"。百校之父田家炳，一生捐助 93 所大学、166 所中学、41 所小学，还有数不清的专业学校、幼儿园、图书室、医院等，在践行公益中默默耕耘。

美国心理学家大卫·霍金斯用人的情感能量来衡量心理年龄。如果充斥在人的内心的是羞愧、内疚、冷漠、悲伤、恐惧、欲望、愤怒、骄傲等负面情感，就相当于没有长大的儿童（孔子说的小人）。如果充盈在人的内心的是勇气、淡定、主动、宽容、明智等正面情感，就是心智成熟的人。根据大卫·霍金斯的评测，人类的普遍情感能量约为 205 分，而 200 分是积极人生和消极人生的分界点。如果说 200 分能量值开启了积极人生，那么 310 分能量值的人已经是"为人类进步而预备的人选"。350 分能量值意味着全然的接纳，达到这个境界的人告别了所有的不开心。400 分能量值的人可以把事情做到极致，历史上许多杰出人物都处在这个层级。杰出人物中的极少数人向着天人合一的方向不断升华，达到 1000 分能量值甚至更高。他们的内心力量已非凡人可以测度，即便早已死去，大爱永留人间。

心智成熟的旅程

为什么有些人在人生旅途上越来越成熟，成为睿智的长者，有些人的心智却随着年龄逐渐萎缩，沦为老朽？先天禀赋无疑发挥着很大作用。就像智商有高低一样，情商、德商也因人而异。如果我们把心智成熟看作一条崎岖的登山路，人类历史上最杰出的圣贤似乎生来就在山顶，以至于我们相信他们的降生就是上天的赐福。

绝大多数人不是圣贤，必须走这条艰难的登山路。为了不让自己走到一半就随波逐流，沉溺于吃吃喝喝、名利美色之类的肤浅快乐，总得有什么东西支撑着走下去。对于我而言，这登山的手杖就是读书。书是人类精神财富的载体，无论是怎样的信仰和思想，都是通过书籍世代相传。书是最忠实的朋友，毫无保留地打开自己，让你在知识和智慧的海洋里游历。不读书的一生只是匆匆几十年。读书的一生却在纸上经历了千载烟波、万里山河，与最优秀的人物倾谈，与最高贵的灵魂相伴。另一个非常有用的工具是冥想，也可以理解为反省、静坐思考或倾听自己的内心。总之，那就是不依赖于书本，开启自己的大脑。大脑的前额叶皮层是人类灵性的所在，让自己静下心来，血液会涌向前额叶皮层，内在变得清澈明净，会有自在的本性开启。

音乐的作用也很神奇。几天前我聆听了一场钢琴音乐会。我并不深谙古典音乐，整场演奏听得昏昏欲睡。可是，一首曲子忽然之间打动了我。它微妙地融入那一刻的情绪，带着甜蜜的希冀发出温柔的战栗，琴声缭绕之中，思绪如花的藤蔓一般向上生长，攀爬于来自天堂的光线……当钢琴声停止，恍然重返人间。我没有记下曲名，这一刻的美如同神谕一般永存于记忆。以上是我的体验，相信对于很多人而言，还有其他的修行法门。《金刚经》中，须菩提向佛祖请教的第一个问题是如何保持修持之心。佛祖的回答是：以你想要保持修持之心的心，去守护你的正觉，降服你的妄念。书籍、冥想、音乐等都只是工具，关键是要坚定决心，踏上心智成熟的登山路，一生行走于向上的旅程。

找到生命中的热爱

人心是何时开始衰老的？在失去了梦想，失去了对所爱之物的追求的时候。

永远都不能失去梦想，不能放弃对美好事物的追求。

我在大学教书，深感有些学生找工作只求安稳或高薪，不求自己真心喜欢。这种情况常令我担忧。工作不仅是谋生的手段，更是滋养心灵的过程。希腊神话中名匠代达罗斯善于制作玩偶，当孩子们兴高采烈地拿着他做的玩偶玩的时候，这些玩偶就会活过来。这是工作最神奇之处，它让人的生命用另外一种方式诞生，这种喜悦感是其他事物无法替代的。假如一个人无法工作，无法做一点有意义的、自己真心喜欢的事情，他就无法体验创造的快乐和人生的价值。这时候他要么转为自恋，要么感觉到生命的虚无。欧美访学的经历让我觉得，西方人在工作方面的选择更多地倾向于个人兴趣。如果律师当得不开心了就去当小学老师，如果大学教授做得腻烦了就辞职去开出租车，很多人不看重"面子"，看重自己内心的感受。

除了工作，对于大多数人而言，找一个称心如意的伴侣很有必要，幸福的家庭生活是快乐的源泉。该找什么样的伴侣？有些人讲究门当户对，有些人渴望嫁入豪门，但是没有爱情基础的婚姻有多少幸福可言？也有人就像在麦田里挑选最大的麦穗一样，反复对比，犹豫不决。有个小伙子同时和三位女性朋友交往，觉得她们都很不错，不知道该选择哪一位继续发展。于是他去问一位智慧的长者。长者说："你真心喜欢的是第三位，因为你提到她的时候，眼睛才会有亮光。"

日常生活中还有很多东西值得喜爱，从阳台上的花草、餐桌上的美食，到携琴访友、仰望星空这些充满生活情趣的行为。假如没有了这些内容，人一样可以生活，却如花儿失去了芬芳一般变得贫瘠。

心智健全的人渴望快乐，也不惧怕烦恼，倘若总是一帆风顺，有何壮丽可言？和颜悦色固然养生，适度焦虑通往新的人生境界，所谓"生于忧患、死于安乐"，总是一边翻山越岭，一边漫步云间。

大自然给了我们三万多天，想想我们有多少日子真正在生活，在成长，在超越，在嬗变？其实，那才是我们真正拥有的生命，否则长命百岁又有何益？以塞缪尔·厄尔曼的《青春》作为本章的结尾，愿青春永驻每个人的心灵。

青春，不是人生的一个阶段，而是一种心境。青春，不是指粉红的面颊、红润的嘴唇和柔韧的膝盖，而是指坚强的意志、丰富的想象和激越的情感。青春，是生命深处的一泓清泉。

　　青春是一种气质：勇猛果敢而不是怯懦退缩，渴求冒险而不是妄图安逸。一位 60 岁的老人身上常常散发出这种气息，而在一个 20 岁的小伙子身上倒未必可寻。没有人会仅仅因为年岁增长而变老，而一旦丧失理想，就会真正变老。

　　年岁也许会在皮肤上生出皱纹，而热情不再则会使心灵起皱。忧虑、恐惧、自卑都会让人心灰意懒，一蹶不振。

　　无论是 60 岁还是 16 岁，每一个人心里都怀有对新奇事物的向往，都会像孩童一样对未来充满永不衰减的憧憬，都能在生活的游戏中汲取快乐。在你我的心灵中央都有一座无线电台；只要它能接收到其他人和上帝发出的美、希望、快乐、勇气和力量的信息，就会永远年轻。

　　当你的天线收拢，当你的心灵覆盖着愤世嫉俗的霜雪和悲观厌世的坚冰，即使你年方 20，你也已经进入了垂暮之年。然而，只要你的天线张开，接收着乐观向上的电波，那么，你就可以指望，在 80 岁死去时仍然年轻。

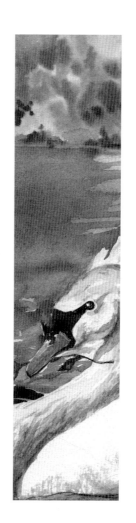

第九章
不容忽视的环境

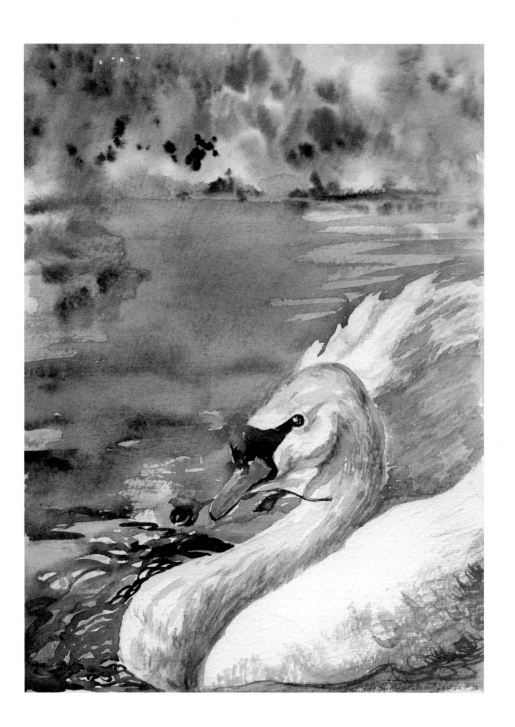

　　我曾到西班牙访学，从马德里到萨拉曼卡的旅途中，车窗外只有起伏的山地和金黄色麦田，看不到一家工厂。萨拉曼卡是一座历史悠久的古城，无论从哪个角落遥望，都可以看见教堂的尖顶在阳光下熠熠生辉。我童年时生活的湖北小镇也有那么透明的空气、蓝天白云，美到不敢触碰的记忆。现在有多少孩子见过彩虹和银河？也许在他们的心目中天空就是灰蓝的，高楼大厦在尘埃中若隐若现。我为之感到无限惋惜，而长期生活在其中的人们已渐渐习以为常，人口还在不断向大城市涌入。

　　以往骇人听闻的癌症，现在早已屡见不鲜，肺癌发病率跃居所有癌症之首。老年性痴呆、过敏性哮喘、白血病、抑郁症等疾病的发病率逐年攀升，大医院人满为患……这些难道不值得我们警醒吗？国家已经把环境治理列为当务之急，然而只有每个人都参与其中，环境的问题才能真正得到改善。环境与健康息息相关，每一分为改善环境付出的努力都在保护我们自己，也造福人类的未来。

寻找清新的空气

　　新鲜的空气是大自然的恩赐，它无处不在，随着呼吸进入肺腑，仿佛把新生的力量源源不断地输入体内。一个成年人每天要呼吸 10 多立方米的空气，重达 13 公斤。假如大自然切断空气供应，5 分钟内人就会因为缺氧而昏迷或死亡。

　　过去的几千年里，人类虽然也排放炊烟，但是程度轻微，没有超过自然界的净化能力。工业革命以来，人类排放到大气中的污染物成百倍地增加，常见污染物有上百种，已知的污染物有上万种。大气污染物包括粉尘，即二氧化硅、金属颗粒、动植物碎屑等悬浮在空气中的固体微粒。如果固体微粒的直径小于 10 微米（PM_{10}），就会长期飘浮在空气中，很容易被吸入呼吸道。如果固体微粒的直径小于 2.5 微米（$PM_{2.5}$），可以深入肺泡，影响呼吸功能。

为了减少粉尘的危害，雾霾天气应尽量减少外出，必须外出时戴上专业防尘口罩；适当吃一些清肺的食物，如梨子、白萝卜、山药、银耳、荸荠；不要吸烟，以免给遭受折磨的肺部雪上加霜。我们应该做点什么来减少过度生产，比如买小一点的房子、尽量选择公共出行、衣服等消费品少而精。与其过着奢侈的生活却呼吸着肮脏的空气，不如生活简单一点，享受明月清风。

室内空气污染对健康的损伤更加严重，因为人们有 70% 以上的时间是在室内度过的，再加上室内空间有限，某些污染物的浓度可以比室外高出几十倍。我国每年由于室内空气污染引起的死亡人数达 10 万以上，病因包括甲醛、苯、氨、石棉、放射性氡等装修污染物、厨房油烟、吸烟、灰尘和有害微生物。消除室内空气污染要从源头入手，推行环保，减少室内污染源的数量，注意清洁和通风。房屋在春、夏、秋季，都应留通风口或经常开小窗；冬季每天至少早、午、晚各开窗 10 分钟；有条件的话可以使用空气净化器。

水源与食品安全

水是地球上最珍贵的资源，它以液态、固态、气态的形式在地球上循环往复，滋养生命。原始生物出现在海洋中，直接与海水进行物质交换，当海洋生物登上陆地，仍然逐水而居，沿着一条美丽的流域展开生命的长卷。一个人每天大约要喝 2 升水，洗漱等每天消耗 60 升水，每天消费的各种生活物资在生产过程中至少消耗 1 吨水（生产 1 公斤牛肉消耗 15 吨水，生产 1 公斤面包消耗 1.6 吨水）。中国的人均水资源量大约 2300 立方米，是世界人均水资源量的 1/4，随着环境污染加剧，清洁的水变得越来越稀缺。

微生物污染是水污染最严峻的问题之一。工业废水、生活污水、化肥、农药等污染江河湖海，使水体富营养化，藻类、浮游生物大量繁殖，形成水华、赤潮等奇异的景观。水华、赤潮形成之后，阳光难以照进水中，水生植物光合作用受阻，氧气的释放减少，鱼类缺氧。浮游生物附着在鱼鳃上，使本来就缺氧的鱼呼吸更加困难，以致大量死亡。如果我们闻到自来水中有浓浓的漂白粉气味，就说明水源地的微生物超标，不得不加大次氯酸钙（漂白粉）的投放量来杀菌，而摄入次氯酸钙会增加人体患癌症的风险。

人类每年向海洋中倾倒数以万吨计的含汞、铅、镉、铬、锰等重金属的工业废料，重金属不能被生物降解，相反却能在食物链的生物放大作用下，千百倍地富集。1953 年日本出现著名的公害病"水俣病"。怪病先出现在猫身上，病猫四肢抽搐、步态不稳，甚至跳海死去，被称为"自杀猫"。不久居民中出现了病人，走路不稳、手足变形、精神失常、身体弯弓高叫，直至死亡。经过近十年的分析，科学家确认工厂排放的废水中的汞是该病的起因。汞在细菌作用下转化成甲基汞，在鱼虾体内富集，摄入人体和动物体内后，引起脑萎缩、小脑平衡系统被破坏等多种危害。近年来，我国的松花江流域、太湖水域、海南省珊瑚礁区等都出现过鱼体重金属超标的报道。因为重金属和寄生虫的风险，不建议食用野生鱼类。养殖鱼类虽然相对安全，但是滥用抗生素是比较突出的问题。

当空气、水源和土壤都不安全，人类到哪儿能找到安全的食物呢？鱼原本是营养丰富的食物，现在为了规避风险，消费者一方面要练就火眼金睛观察它是不是一条病鱼，另一方面还得小心翼翼地不吃过量。中国营养学会建议每天鱼虾类的摄入量为 40～75 克（未烹饪之前的可食部分重量，数据引自《中国居民膳食指南（2016）》）。美国食品药品管理局（FDA）推荐成年人每周吃鱼 8～12 盎司（大约 220～340 克），并特别提到要摄入低汞鱼。近年来蘑菇、藜蒿、空心菜这些食物纷纷被打上有毒的标签，它们和鱼类一样都是环境污染的牺牲品。我们与其担心什么食物可能导致中毒，倒不如想想怎么保护环境、低碳生活、回收垃圾。

美丽乡村和宜居城市

空气、阳光、水、食物是大自然慷慨的馈赠，然而人类并不能仅靠这些维持生存。如果看过《荒野求生大挑战》之类的节目，就能体会单独的人类在大自然中是多么渺小，随时可能被野兽、孤独和疾病吞噬。人类是群居的动物，必须聚拢起来居住在城市和乡村里，居住环境的好坏对于生活质量和健康状况有着直接的影响。

有些地方人杰地灵，被誉为长寿之乡。这些地方通常气候宜人，没有酷暑和严寒，没有环境污染。著名的长寿之乡包括：广西巴马，每 10 万人中有百岁以上寿星 30.98 人；新疆和田，和田以羊脂白玉天下闻名，也是新疆百岁老人最密集的地方，而新疆又是整个中国百岁老人最多的省份；外高加索，位于原苏联的西南部，现在的格鲁吉亚、亚美尼亚、阿塞拜疆，当地盛产超级寿星，有一对夫妻共同生活了 96 年；巴基斯坦罕萨，它是《失去的地平线》中所描绘的香格里拉，距离新疆仅 30 多公里，那里水源清洁、土壤肥沃，从来不使用农药；厄瓜多尔的比尔卡班巴，是南美一个靠太平洋的小村庄，拥有优质的泉水和四季如春的气候。

随着城市化进程的加速，有些长寿之乡已经徒有虚名，比如巴马的人均寿命已经降到 76.5 岁。每年 10 万"候鸟人"大军奔向巴马，在巴马住上一个月甚至更久。巴马的大街小巷尘土飞扬，出租楼比比皆是。百魔洞是当地一处著名景点，每天早晨和傍晚，数百"候鸟人"聚集于此跳舞或静坐吸氧，还有人在洞口附近的盘阳河游泳。百魔洞内的负氧离子原本每立方米有 3 万~5 万个，现在只有 8 千~1 万个。盘阳河水原本是富含矿物质的泉水，从地下溶洞源源不绝地流淌而出，现在因为大量生活污水的排入变得污浊。如果说广西巴马被它的盛名所累，那么更多的无名乡村面临的是劳动力流失、土地荒芜、环境脏乱、文化贫乏等困境，愿我们在政策引导下，建设出一座座文明整洁的美丽乡村。

当我们把目光转移到繁华都市，一定会惊叹于现代文明的发展缔造出的种种传奇。就居民健康而言，大城市先进的医疗保障使市民们的寿命不断延长，比如 2017 年香港女性及男性的平均预期寿命分别增至86.7 岁和 81.1 岁，位居世界第一。香港还是购物和美食的天堂，到处都是琳琅满目的来自世界各地的时尚商品，还有数不清的高级餐厅或小食摊。然而在寸土寸金的香港，人均住房面积只有 16 平方米，底层市民蜗居在异常狭小的公寓隔间里，隔间小到只能放下一张床。生活在这样的环境中，人的尊严何在？时间长了会不会产生心理问题？

大城市的畸形不止于此，还有快节奏的生活、拥堵的交通、职场的竞争压力……所有这一切根植于人心的贪婪。人们应该放下执念，善待彼此也善待自然，使城市更宜居。

绿 色 未 来

人们常常呼喊着"拯救地球"的口号，其实即便核战爆发，地球也不会真的毁灭，而是地球上的生物将经历浩劫。大自然看似无限温柔，真的发起怒来，只要把气温提高几摄氏度，很多生命就会在炙热中消逝。我生活的城市，曾经每到高温季节会因为空调的大量使用而导致电荒，最热的中午突然停电，只能在蒸笼一般的房间里坐等一丝凉风解救焦灼的身心。我生活的省份原本是千湖之省、鱼米之乡，然而随着城市扩张湖泊面积不断减少，烟波浩渺的洪湖一度几近干涸。短短的 30 多年间，洪湖水鸟的种群数量下降了 50%，曾经随处可见的野鸭变得难觅踪迹。生态环境恶化的事实活生生地发生在我们身边，如果再不警醒，我们的下一代就会陷入生态危机的噩梦之中。

我不由想起西班牙的朋友手把手地教我做垃圾分类的情景；想起那儿的商品很少用塑料包装或高档包装，大都是简单的纸张包装；想起白鹳从头顶飞过，悠闲地栖息在古老教堂的尖顶上；想起夕阳西下的时刻，晚霞红遍天空的美景。那里不是天堂，只有我们真正洒下汗水的地方才会成为天堂。

近年来，随着《大气污染防治行动计划》《土壤污染防治行动计划》《"十三五"生态环境保护规划》等政策规划的出台，中国对陆地、海洋、天空的整体保护和系统修复正在进行之中。从植树造林到野生动植物保护，从新能源发展到减少碳排放量，中国为保护生态而不懈努力，亦为保护人类共同的生存环境而努力。我们每一个人必然置身其中，共同营造属于我们的清澈的未来。

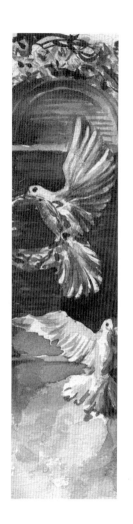

第十章
远离疾病

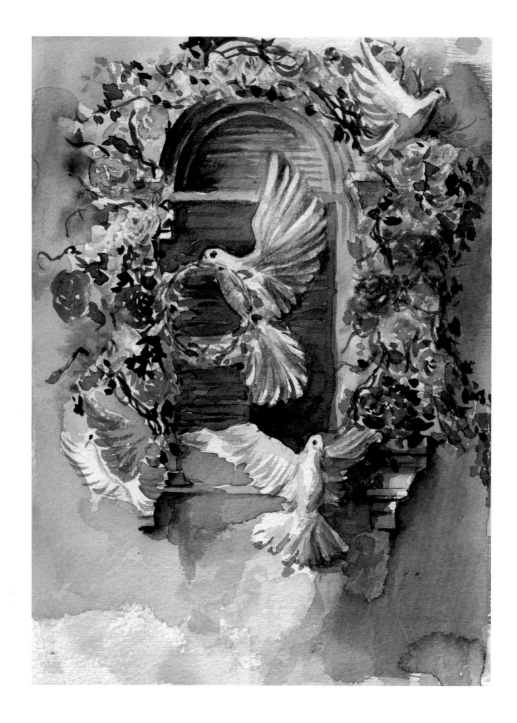

如果说正常的衰老像一条下降中的抛物线，疾病就如同给抛物线挂上沉甸甸的砝码，让它在猝不及防中陡然滑向终点。"生老病死"——疾病似乎成了老去之后的必然，死亡的前奏。只有少数人可以无疾而终（比如高僧坐化），大多数人会经历或长或短的病痛折磨，英勇或无奈地败下阵来。

我学医的时候常感叹于人间为什么有这么多种疾病。后来教了 20 年生理学，讲的都是人体的机能。这才知道正因为人类拥有这么多机能，才埋下了这么多隐患。假如我们跟单细胞生物一样结构简单，就只有细胞凋亡这样的死法。我们分化出了心肝脾肺肾，每一个器官都无比复杂、相互牵连，才有了这么多种伤病，表现出千奇百怪的症状。

健康生活是预防疾病的关键

一位医生曾这样感言："疾病就像一场火灾，医生就像消防员。火是病人自己烧起来的，那些不健康的生活方式就是零零散散的小火星，积累到一定程度就会酿成大火。医生赶来暂时把火扑灭了，但是如果病人的生活方式不改，总有一天还会发生火灾。"

除了艾滋病之类的传染病病因非常明确，很多慢性病往往不止一个致病因素，而是遗传、饮食、情绪、环境等多种因素综合起来，达到一定程度则引发疾病。

举例而言，每个人的体内都有原癌基因，每个细胞都有可能发生癌变，但是在很长一段时间里细胞不会癌变，即使癌变也会被免疫系统吞噬。只有当癌变的细胞达到一定数量，足以击败免疫系统的围剿，癌病灶才会一发不可收拾地生长起来。如果我们能在癌病灶形成之前，通过调整心态、合理饮食、规律作息等方式提高自身的免疫力，就可以消灭癌症于无形。

心血管疾病也是发病率居高不下的致死疾病。心脏不停地跳动、血管不断地承受压力，时间长了自然会出现动脉硬化。普通的动脉硬化并不严重，要加上高血脂造成的动脉粥样斑块才可能堵塞血管，进一步导致中风或心肌梗死。动脉粥样斑块的形成是日积月累的结果，不仅和饮食中的饱和脂肪、胆固醇摄入过量有关，还和不运动、吸烟、紧张劳累等多种因素有关。

既然很多疾病都是多种因素造成的，我们如何防范"多种因素"呢？话说健康的生活方式都是差不多的，不健康的生活方式（"多种因素"的来源）倒是各有不同。我们只管专注于培养健康的生活方式——也是本书前面章节中提到的那些积极、正面的生活习惯。

适当掌握一些医学常识是有必要的。如果家族有某种遗传性疾病，或者工作环境容易患某种疾病，对这些疾病提高警惕、加强防范也很合理。对于一些常见病如感冒、胃炎、肝炎、肾结石、冠心病的病因和防治原则都不妨加以了解。但就算是深谙疾病机理的医生，也无法保证自己不患病。如果过度关注疾病，反而会造成心理负担。退一万步说，人总是会死的，与其战战兢兢地活着，还不如在海边捡贝壳的时候笑着死去。

早期发现和治疗疾病

随着医疗技术的提高，很多疾病都可以治愈，当然前提是疾病还没有进展到不可逆的阶段，如果到了不可逆的阶段就真是群医束手、针药无效了。肝癌是一种进展很快的癌症，从发病到死亡通常不超过 3 个月。假如早期发现肝癌，手术切除掉 80% 的肝脏，肝脏还会正常工作，并且再生至原先的大小。可是肝癌早期没有明显症状，等到症状明显的时候往往到了癌症晚期。

为了及早发现疾病，我们必须关注自己的内脏感觉。内脏是有感觉的，只是正常情况下没有上传至大脑皮层，人类在主观上意识不到。一旦内脏出现了问题，会出现恶心、酸胀、疼痛等异常感觉，其中最需要警惕的就是内脏痛。心绞痛、胆绞痛、输尿管绞痛、肝区隐痛、胃部烧灼痛……疼痛为疾病的诊断提供了有力的依据，并往往是病人就诊的主要原因。由于内脏感觉并不灵敏，没有疼痛或其他异常感觉的情况下，也要定期体检，防微杜渐。身体健康的年轻人建议每年进行一次常规体检，中老年人最好半年做一次体检。体检报告要妥善保存，作为下一次体检的参考。我们从测定数值的动态变化中能了解到更多的信息。

除了早期诊断疾病，早期治疗也很重要。很多急症的发作有一个先兆期，也被称为"黄金救治时间"。比如脑梗死会有 6 小时出现头昏眼花或肢体麻木、走路不稳等症状，此时血栓正在堵塞血管，但是没有把血管完全堵住，如果赶快去做溶栓治疗，可以完全康复。但是错过 6 小时，就可能出现偏瘫等各种后遗症。又如胆囊炎、阑尾炎也是要及早治疗，不然可能引起胰腺炎、腹膜炎等更严重的后果。

非急症也要及早治疗，时间充足的话可以找一个合适的医生。大医院人满为患，每个医生诊断的时间只有几分钟，这种情况下病人只能积极地做好准备，和医生就最重要的病情进行沟通，不要东扯西拉浪费时间。虽然大多数医生是敬业的，但是也不排除有些医生唯利是图、过度治疗或者敷衍了事，在没有把握的情况下，多看几位医生，选择自己信任的医生会是个明智的决定。

诊断明确之后，除了积极地配合医生进行各项治疗，还建议购买相关的医学科普书参阅。毕竟医生的时间有限，食疗和护理之类的注意事项不可能讲得非常详细，这些辅助手段对于疾病的治疗很有帮助。网络上的医学知识有真有伪，一些经过认证的、大型医学或科普网站上的知识可供参考，患者之间的信息、经验可供交流，但医生面诊的治疗方案更为可信。

慢性病的治疗

　　经过精心治疗之后，很多疾病可以好转或痊愈，但是也有的疾病病程长、恢复缓慢，需要病人有足够的耐心慢慢调养。比如高血压，这不是病，而是一种综合征，没有人直接死于高血压，但是可能死于高血压的并发症——心脏病、脑溢血、肾病等。通常来说，高血压一旦确诊就要终身用药，通过药物把血压控制在正常范围内，以免导致并发症。还有糖尿病、痛风、关节炎、帕金森病……这些好发于中老年的慢性病很难彻底治愈，有些只能减缓疾病的进程。我们期待医疗科技的发展最终攻克这些难关，现今遭遇这样的对手只能打一场持久战，与之进行艰苦卓绝的战斗。

　　前已述及，很多慢性病是多种不良的生活习惯累积到一定程度造成的，必须从培养良好的生活习惯着手，从根子上去除病因。倘若病因去除，人体在新陈代谢的过程中会自然而然地修补损伤的组织、恢复正常的功能。倘若病因不除，再好的灵丹妙药也只能缓解病情，不能达到一劳永逸的效果。慢性病的治疗需要时间——各个组织器官新陈代谢的速度是不一样的；需要原材料——营养的改善对于很多慢性病的治疗非常重要，修补组织的是食物而非药物；需要病人聆听自己的身心，选择最适合自己的生活方式。从这种意义上讲，疾病是"身体的诗歌"，是人与身体重新建立纽带、相互依存的契机。

　　积极的心态也是一味良药。同样的病情和治疗条件下，意志力坚强的人往往会创造康复的奇迹，内心脆弱的人则应验了悲惨的预言。这是神经系统带给免疫力的强大动因，并且神经调节对于任何一个器官的功能都至关重要。临床上还有所谓安慰剂效应，也就是给病人吃维生素药片或者淀粉胶囊，告诉病人这是一种特效药，病人的健康状况就出现了好转。如何保持积极心态呢？史铁生说过"任何灾难的前面都可能再加一个'更'字"。是啊，即便与疾病同行，我们也该庆幸自己没有遇上更强大的对手，还可以在生病的同时享受生活的美妙。虽然和疾病征战得不到鲜花和掌声，但是每当呼吸畅快一些、身体舒适一些，为自己的健康扳回一局，就是我们领悟幸福的时刻。总会有一段时间，我们不得不与疾病同行，我们不为了毫无痛楚而活，为了更耀眼的光明、希望和欢乐而活。

　　"病来如山倒，病去如抽丝"。罹患重疾之后，无论表现得多么英勇，总有些咎由自取的悔恨。很多人对于疾病抱着侥幸的态度，舍不得提前为健康投资。我的一位朋友做生意，积攒了很多钱，买了大笔的医疗保险，他觉得这就是为健康投资。可是他为了生意天天劳心劳力、抽烟喝酒，足以使他往疾病的领地前进一大段。说到底，我们都得为自己的生活买单，想大富大贵也好，想长命百岁也好，风花雪月也好，立德立功也好，都得用时间和生命来交换。只希望换来的是一个正确的结果，无怨无悔，此生安然。

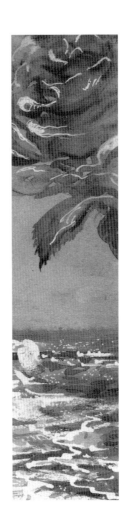

第十一章
性与激素

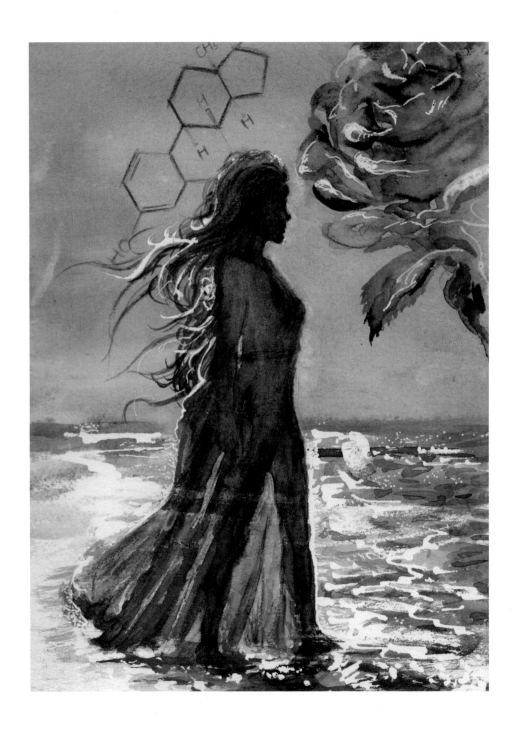

性有时是一个讳莫如深的话题。古代医书上对于性的问题大都语焉不详，充满了主观臆测。比如中国道家有"还精补脑"之说，认为性高潮时迫使精液返回体内，可以强壮脊髓和脑。此后虽有弗洛伊德、赫希菲尔德、海蒂等人研究性学，普罗大众仍对于性科学知之甚少。就衰老而言，人们一方面把性与生殖看作青春的象征，为了抗衰老不惜使用性激素，另一方面又为了永葆青春而提倡节制性行为。人类这种矛盾的行为可以在自然界追根溯源。自然界中的某些动物，如袋鼬、鲑鱼、螳螂、乌贼、蜘蛛在交配之后不久就因为精力耗尽死去，更多动物在交配时对天敌的警惕性下降，增加了死亡风险。性似乎成了大自然为了繁衍生命而设置的圈套，性快感成了诱饵，人类在屈服于本能的同时，不由自主地给性打上了阴暗和神秘的印记。

古希腊哲学家伊壁鸠鲁把人的欲望分为三类：自然而必要的、自然但不必要、既不自然又不必要。性欲被归到第二类里面。对于一大拨热爱思考的哲学家、政治家、宗教人士而言，性显然不是值得提倡的快乐来源。对于凡夫俗子而言，也许会把性提到和饮食（第一类欲望）同等重要的高度，鉴于每个人神经回路的构造不同，这一点也无可厚非。不过如同饮食需要节制，性也应该受到限制，它引起的不仅是生理反应，还牵涉到伦理道德，对人的身心健康影响深远。

从青春期到更年期

青春期是由儿童发育为成年人的过渡时期，它的开始以女性的月经初潮和男性的初次遗精作为标志，通常发生在女性的 12～14 岁和男性的 14～16 岁，持续到 18 岁左右。青春期是婴儿期之后的第二个生长发育高峰，体重、身高快速增长，表现出明显的第二性征，具有性功能和生殖能力。

女性到了青春期，卵巢开始排卵。每个月有一个、偶尔有两个成熟卵子被排出卵巢，进入输卵管等待与精子结合。更多的卵细胞在没有成熟之前就会死亡，如同沙漏里面的沙粒一样随着时间流逝慢慢减少。女性的月经周期将持续 30～40 年，大约排出 350 个成熟卵子。当卵巢里面的卵细胞耗尽，卵巢不再排卵，绝经期（更年期）就会来临。

卵巢除了排卵，还能合成雌激素（包括雌二醇、雌酮、雌三醇等），它的作用是促进女性生殖系统的发育，同时使子宫内膜增生而产生月经。雌激素还能促使皮下脂肪富集，使体态丰满，对内分泌、心血管、骨骼、皮肤等都有明显的调理作用。雌激素使女性看起来千娇百媚，但是分泌过量也会导致妇科疾病。

如果说雌激素是一种能让女性变美的激素，另外一种激素能让女人变丑，它就是孕酮。孕酮又叫黄体酮，是卵巢黄体分泌的激素，它使子宫黏膜内腺体生长、内膜进一步增厚，为受精卵的着床提供适宜环境。受精卵着床后，孕酮帮助形成胎盘，保护胎儿安全生长。女性怀孕之后，孕酮的分泌增加，会使黑色素细胞比较活跃，容易产生妊娠斑，因此孕妇要注意防晒，多吃富含维生素 C 的蔬菜水果。

女性在激素的作用下经历了含苞待放的青春期、妩媚动人的成年期，体会了做母亲的酸甜苦辣，并缓缓地走向衰老。绝经期是一个重要的关卡，相伴多年的月经姗姗来迟直至无影无踪。雌激素水平和青年时期相比明显降低，主要成分不再是雌二醇，而是效力较弱的雌酮。雌激素下降导致内分泌失调和自主神经功能紊乱，出现潮热、出汗、头痛、心悸、失眠和眩晕等综合征，并增加骨质疏松的风险。

男性在青春期性发育成熟之后，睾丸内的曲细精管会源源不断地产生精子，一生可以制造 2 万亿个精子。与此同时，睾丸的间质细胞和肾上腺合成雄激素，雄激素促进肌肉、骨骼、红细胞的生长，使人体格健壮、精力充沛，并激发性欲。雄激素塑造着刚健有力的男性之美，犹如米开朗基罗的大卫雕像，每一块肌肉都积蓄着力量。中国上古神话中的夸父、蚩尤、刑天、后羿等都是孔武有力的形象，充满一往无前的英雄气概。

中年之后，男性的精子的合成速率会随着年龄的增长逐渐下降，但不会像女性的卵子那样耗竭，雄激素的下降也相对平缓。因此，男性没有明显的更年期，但是雄激素水平下降到一定程度时也会出现类似女性更年期的症状。

更年期标志着生育岁月的结束，但不是性别或性的结束。我们生而为女人或男人，受孕的时刻性别就已经被决定，性别特征由卵巢或睾丸的功能而加强，并通过性激素对器官的作用稳定下来，基本的性别特征并不会随年龄增长而消逝。更年期后，性欲和性能力的变化存在较大的个体差异，毕竟人是复杂的社会动物，心理状态和整体健康状况对性行为有明显影响。

回 春 之 术

尽管长生之药难求，人们关于这方面的努力却从来没有中断过。斑蝥、犀角、鹿茸、麝香、刺蒺藜、淫羊藿、肉苁蓉、五石散……很多稀奇古怪的动植物或矿物都曾被作为回春之药，而药效主要是促进性欲。这些药物往往含有激素类物质，还有可能含有毒素，历史上不乏服用回春药之后暴死的记载。

当科学实验成为人们认识自然的有力工具，围绕着"返老还童"的梦想出现了一波又一波研究热潮。1889 年，法国知名生理学家夏尔–爱德华·布朗–塞卡（Charles-Édouard Brown-Séquard）教授在自己身上开展试验，他把成年豚鼠与狗的睾丸提取液用蒸馏水稀释 3～4 倍，将这种粉红色的浑浊溶液在自己的左臂或腿的皮下每天注射 1 毫升。布朗–塞卡教授声称，仅仅作了 8 次注射之后，自己的身体状况有很大程度的好转，可以连续做几小时的实验而不需要坐下来休息，写论文的时候也倍感精神抖擞、思维活跃。他的研究成果发表之后，数千人接受了睾丸提取液的注射疗法，相当一部分病人感觉良好。但是好景不长，这些人的健康状况迅速恶化。布朗–塞卡本人在坚持了 5 年注射疗法之后去世，享年 77 岁。

睾丸提取液注射疗法被医学界抛弃之后，又有一群医生把返老还童的愿望寄托于性腺移植。20 世纪 20 年代，来自死囚、意外死亡者以及山羊、猴、黑猩猩等动物的睾丸被移植到数千位老年男性的阴囊内。实验出现了令人鼓舞的报道：受试者精神状况得到了改善、长出了新的头发、脂肪组织减少、性功能得到恢复、心脏功能也有改善。但是到了 20 世纪 30 年代，批评性的意见逐渐增多，很多受试者受到溃疡、脓肿、疼痛和传染病的折磨，愤怒的病人们迫使给他们做移植手术的医生歇业。然而，并非所有的性腺移植手术都以失败告终，一位先天无睾丸的警察在接受其同卵孪生兄弟的睾丸之后，精液中出现了精子，陆续生了 4 个孩子。20 世纪 30 年代，尤金·斯坦纳奇开创的输精管结扎手术风靡一时。按照斯坦纳奇的假设，输精管被结扎后，性腺的分泌输出停止，随后会出现性激素在体内的蓄积增多，从而能够使人返老还童。今天看来这是无稽之谈，输精管结扎手术作为一种绝育措施仍被使用。

随后的 20 年里，随着生物化学的研究进展，人们弄清了雄激素和雌激素的化学组分，并且可以合成这些激素。20 世纪 50 年代，美国和欧洲的 500 多万妇女接受过雌激素疗法，主要用于治疗绝经期综合征、不孕症和流产。她们当中有些人的症状得到了改善，也有些人罹患了乳腺癌、子宫癌等疾病。雄激素被用来使男性恢复强壮，但是效果并不理想，它虽然可以增强性欲和肌肉力量，但是无助于抗衰老，甚至可能因为过氧化而使人体更快衰老。

目前为止，性激素被认为是一种危险的药品，必须在医生的指导下谨慎地用于治疗某些疾病。医学界不建议长期使用性激素来延缓衰老，但是仍有不少人为了青春永驻而有意无意地使用着性激素。

激素大家族

令人又爱又怕的激素是人体自身合成的化学物质，通过血液循环等方式到达靶细胞，并引起生物效应。人体中有数十种激素，除了性激素和衰老有关，生长激素、褪黑素、甲状腺素等激素也调节着生长和衰老。生长激素是一种很奇妙的激素。我们从婴儿变成儿童、少年、青年，再到中年、老年，都由生长激素暗中调节。它的分泌量像抛物线一样随着年龄上升，25 岁左右达到顶峰，然后便缓缓下滑。生长激素对骨骼和肌肉的生长有明显的促进作用，生长激素分泌多的人体格高大，分泌过少的人成为侏儒。由于生长激素促进细胞的分裂和增殖、加速新陈代谢，能起到抗衰老效果。BBC 的纪录片《青春永驻》(*How to Build a Human Forever Young*) 中，一位 56 岁的女性每月花 1000 美元注射生长激素，她的腰围变细，赘肉消失，皮肤也变得光滑有弹性。目睹了这位美女的容貌光鲜，真让人对生长激素有跃跃欲试的冲动。可是生长激素的副作用也是惊人的，它可能引起癌症，癌细胞就是无限生长的产物。生长激素还可能引起软组织的增生，导致鼻子、耳朵、嘴唇、手指变粗大，出现肢端肥大的特殊面容。就像该纪录片中内分泌专家说的那样，使用生长激素来抗衰老是非常不明智的。

褪黑素是保健品行业的新宠。这个名字是因为研究者发现它使青蛙皮肤颜色变浅，对人并没有"美白"的作用。对于人类，褪黑素的主要作用是调节昼夜节律，当它分泌量增多，人就容易入睡。睡眠对于抗衰老是有好处的，某些改善睡眠的保健品便大力宣传其抗衰老功效。目前，除美国等国家把褪黑素视为保健品外，加拿大、英国、法国等大多数国家均对褪黑素的使用持谨慎态度，作为处方药严格控制，不得在药店里自由销售。

为什么要慎用激素？因为各种激素都通过下丘脑-垂体-腺体-靶细胞轴形成负反馈，如果经常用外源性激素，自身的激素分泌就会减少，停用激素后发生反弹。激素之间也存在着复杂的相互调控的关系，单独地补充某一种激素，可能打破激素之间的平衡，引起内分泌紊乱。

能够使蝌蚪变成青蛙的甲状腺素也同样不容滥用。它可以帮助甲状腺机能减退的老年人恢复活力，但是使用不当很容易出现中毒。甲状腺素常被用于减肥，它在增强代谢的同时，促进脂肪燃烧而减轻体重。拳王阿里曾在一次世界重量级拳击比赛之前服用这种激素来控制体重，却因为肌肉无力遭遇失败。

也许有一天，人们对激素的研究更加深入，可以随心所欲地使用激素来健身抗老。但是现在，我们必须像对待潘多拉的魔盒一样，小心翼翼地限用激素。

值得一提的是，内分泌系统（激素的制造者）、免疫系统、神经系统这三大系统之间关系密切，如果能保持情绪愉快、睡眠充分、饮食合理，我们就能够自己生产出种类齐全而数量合适的激素，并使其处于动态平衡之中。激素作为重要的体液调节因子，在人体内环境稳态的维持中发挥不可替代的作用，并能以微小的剂量产生巨大的生物效应。然而归根到底，激素的作用必须遵循自然规律，我们只能在顺应自然规律的基础上做出改善，而非一味追求年轻，动用洪荒之力来逆向生长。

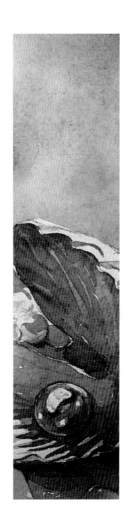

第十二章

皮肤养护

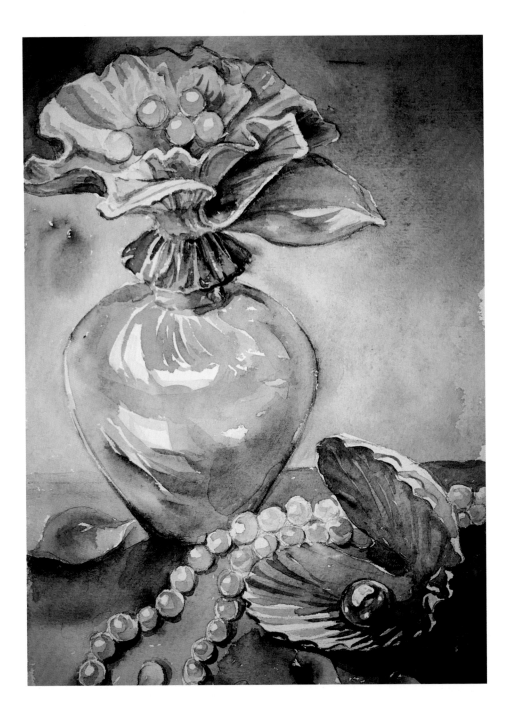

皮肤是人体最大的器官，从头到脚包裹全身。它是人体的防御屏障，抵抗着外界细菌、病毒的入侵；它兼具排泄功能，通过汗液排出尿素、乳酸等代谢废物；它还通过调节体表血流量、汗腺分泌来维持正常体温。成人皮肤面积为 1.5 ~ 2.0 平方米，而真正备受瞩目的是只占总面积 3% 的面部肌肤。

美丽的肌肤是容颜的关键，很难想象一个美女肤色黯淡；反之，即便五官平常，细瓷一般的肌肤足以令人赏心悦目。"垆边人似月，皓腕凝霜雪""著粉则太白，施朱则太赤""清水出芙蓉、天然去雕饰"是中国古人对肌肤之美的经典描绘。年轻时的肌肤是天赐的礼物，只有足够的自爱和自律，才能保有这样的肌肤，尤其是到了 40 岁之后，人需要为自己的相貌负责。

皮肤的奥秘

显微镜下，皮肤分为表皮、真皮和皮下组织。表皮是最外面一层，也就是我们肉眼所见的皮肤，它从外到内又细分为角质层、透明层、颗粒层、棘层、基底层。角质层细胞是已经角化、死亡的细胞，如屋顶的瓦片一样构成皮肤的第一道防线。基底层含有黑色素细胞，能合成黑色素抵抗紫外线。表皮细胞从内向外不断分化，由基底层逐渐过渡到角质层，新陈代谢的周期约 28 天。

表皮之下的真皮含有丰富的血管、神经、毛囊、汗腺、皮脂腺和触觉感受器。汗腺排出的酸性物质使皮肤呈弱酸性（pH = 4.2 ~ 5.6），能抑制细菌和真菌繁殖。皮脂腺分泌的皮脂有柔润皮肤和杀菌作用，如果分泌太少皮肤会干痒，分泌太多会堵塞毛孔。触觉感受器则发出各种信号，让我们产生轻触觉、震动觉、压觉等感觉。真皮深层还有粗大的胶原蛋白束和丰富的弹力纤维，它们彼此交叉形成一张弹簧床垫似的网，使皮肤柔韧有弹性。真皮在美容学上有特殊重要的意义，如果外伤、炎症没有达到真皮层，修复之后不会留下痕迹；如果到达了真皮层及以下，就会不可避免地造成疤痕。

真皮之下的皮下脂肪起到保暖、缓冲和储存能量的作用。皮下脂肪储存的能量可供冬眠的动物度过漫长的冬季，可维持人体 1 个月的能量供应。也就是说，极端情况下人只喝水可以生存 1 个月，前提是没有受伤、情绪稳定。皮下脂肪还使人体能够适当地变形 —— 比如手握铁锤时手的形状会和铁锤把手完美地贴合在一起，不留下空隙；车祸之后有的人奇迹般生还，身体虽曾挤压变形，却毫发无损。

皮肤是肉身的保护者，保护皮肤则要注意预防各种皮肤病。皮炎、痤疮、疖肿、疱疹等多是病原微生物造成的，要避免共用毛巾等接触传染。皮肤病还和免疫系统疾病、内分泌紊乱、内脏功能下降、营养素缺乏等因素有关，预防原则是保持皮肤清洁，饮食均衡、睡眠充足。皮肤被称为"第三脑"，它富含神经细胞并且与情绪关系密切。我们常会看到有些人原本面容惨淡，一旦改善环境或调整心态，很快变得容光焕发、神采奕奕。

日 常 护 肤

美容师通常把皮肤分为干性、中性、油性、混合性、敏感性五种类型。油性肤质的人脸部油脂分泌量较高，经常满脸油光，容易长痘痘。不过油性皮肤也有一个好处，就是不容易衰老。中性肤质是油脂分泌量及表皮细胞含水量均匀的平衡状态，这种人的皮肤摸上去细腻而有弹性，是完美的肤质。干性肤质表皮含水量偏低，容易干燥脱皮。这可能是由于天生皮脂腺分泌量低，也可能是使用过强的清洁用品、天气干冷等原因造成的。混合性肌肤的人，额头、鼻梁和下颌有油光，其余部分为中性或干性肤质。敏感性肤质是指皮肤对外界刺激敏感，遇有温度、湿度、物理因素及化学物质的刺激，会造成皮肤泛红、发痒、刺痛、粗糙、起疹子，刚做完激光磨皮、祛斑及化妆品不耐症的皮肤，都属于敏感性肤质。每个人的肤质不同，且随着环境、季节等变化，肤质也会发生改变。多了解自己的肤质，选对保养品和保养措施，才能让皮肤更加健康。

日常护肤最关键的是清洁、保湿和防晒。清洁（洗脸）是护肤的第一步，目的是洗去面部的灰尘、彩妆、过量油脂和废弃角质。注意用干净、温度等于或略低于面部皮肤的水，适当地使用洁面产品。非油性肤质早晨可以不用洗面奶，而使用彩妆、附着力强的隔离霜和防晒霜则需要使用卸妆油。过度清洁会损伤皮肤屏障，这也是很多人变成敏感肌的原因。

清洁之后要做到保湿。皮肤本身含有水分，空气里也有水，但是洗脸擦干之后或者秋冬季节水分不够，需要通过护肤品来加强保湿。保湿产品包括爽肤水、精华液、乳液、面霜、面膜等，通常含有保湿因子锁住皮肤中的水分。当然保湿也不能过度，假如整晚敷面膜会使皮肤因为水合作用而肿胀。

防晒是最重要的抗衰老功课。皮肤的衰老90%是紫外线造成。相传一个欧洲贵族把抢来的美女关在高塔中囚禁一生，这个女人终生保持着婴儿般的肌肤。我曾亲眼看见一位朋友因为疾病不能见阳光，她的皮肤苍白却毫无瑕疵。防晒包括物理防晒和化学防晒，物理防晒是使用阳伞、墨镜、防晒面巾、防晒衣等全副武装，优点是不伤皮肤，缺点是很难彻底。化学防晒是使用防晒霜，得涂上厚厚一层效果才好，并且还要适时补涂。

除了上面说的三件大事，日常护肤还涉及祛痘、祛斑、去黑头、美白等，爱美人士要根据自己的皮肤选择适当的产品和措施，切不可随心所欲，给皮肤留下难以逆转的损伤。说到护肤品，市场上的产品令人眼花缭乱。我们可以多了解口碑；可以先使用试用装，觉得肤感舒适且没有过敏再坚持用；可以多花些心思跟着美容课程、美容 APP 学，看懂护肤品成分，成为入门级的美容师。需不需要进美容院是个见仁见智的问题，如果能找到一位真心爱护你的皮肤的专业美容师当然好，否则还是自己护肤更好。

美 容 食 品

合理饮食是健康肤质的基础，不同年龄的人群有各自的饮食原则。15～25 岁时皮肤代谢旺盛，遵守基本的饮食原则就能维持皮肤健康红润，至于恼人的青春痘，可以通过控制脂肪摄入和补充维生素 B 族来改善。25 岁之后皮下油脂腺分泌减少，可适当补充脂肪酸来增加皮肤光泽，补充维生素 A、维生素 C、维生素 E 抚平细纹、淡化斑点。35 岁之后胶原蛋白流失较明显，皮肤易干燥、皱纹渐渐浮现，可适当摄入富含胶原蛋白的肉皮。45～55 岁进入更年期，生理和心理上出现一系列波动，饮食上要多吃些补钙、补血、抗衰老的食品，如牛奶、红枣、黑木耳、茄子、鱼。55 岁以后可以吃些抗衰老的中药材，同时根据身体状况进补。

合理饮食可以改善肤色，肤色是由皮肤中黑色素、胆色素的含量，真皮层血管中血红蛋白的含量，以及角质层的厚度共同决定的。如果皮肤偏黑，可以多吃含有维生素 C 的食物，阻断黑色素的生成。薏米、银耳、燕麦等白色食品可美白皮肤，中药白芨、白术、白芷、白芍、白茯苓等也有美白效果。如果皮肤明显偏黄，应考虑一下是否摄入了过量的红、橙、黄色食物，导致体内的胡萝卜素过多。皮肤偏黄还可能是因为摄入了过量的甜食，使蛋白质发生糖基化造成的，要尽量少吃甚至不吃甜食。如果皮肤苍白，要检查是否贫血，根据医生的建议多吃补血食品或药品，使气血舒畅、面如桃花。皮肤发红，可能是角质层过薄，也可能是皮肤的炎症反应，要找准原因之后进行治疗和饮食调理。

头发是皮肤的附属器官，呵护秀发要注意防晒、充足睡眠、适当梳理、选用合适的洗发产品。就饮食而言，护发要适当多吃含铁、碘、蛋白质的食物。中医说"发为血之余"，气血旺盛才能滋养头发。补血要多吃含铁食品。紫菜、海带中的碘是合成甲状腺素的原料，而甲状腺素可增加头发的光泽。头发本身是角蛋白，补充蛋白质可防止头发干燥开叉。如果头发变白，可多吃一些黑芝麻、黑豆、黑木耳等含有天然黑色素的食品。如果头皮屑比较多，可多吃一些含有维生素 A 和胡萝卜素的食品，来修复表皮、防止脱屑。脱发与饮食不当、缺乏睡眠、紫外线伤害、紧张焦虑等因素有关，要找出原因综合治理。生姜、核桃、中药柏枝、侧柏叶、何首乌等常用于止脱发。

抗衰老升级版

20 岁之前做好基础护肤，20 岁后可以加上抗衰老。这会不会太早呢？人的皮肤 20 岁后已经开始流失胶原蛋白了，早一点预防好过衰老之后再来改善。抗衰老首先是尽可能改善生活习惯——少熬夜、少吃甜食、多喝水、多运动。护肤品则是根据自己的经济情况来选择，并非越贵越好。皮肤可以吸收小分子化学物质，当皮肤的新陈代谢下降，可以通过护肤品来"补一补"。抗衰老的护肤品成分包括维生素 A 醇、维生素 C、白藜芦醇、辅酶 Q_{10}、烟酰胺、超氧化物歧化酶（SOD）、葡萄籽提取物、石榴提取物等。以维生素 A 醇为例，它可以防止胶原蛋白分解、减少细纹和皱纹、使表皮增厚。维生素 A 醇容易分解，夜间使用为宜。它有一定的刺激性，使用时先从小剂量开始用起，如果皮肤耐受再慢慢增加剂量。产品配方对于效果有较大的影响，不同的品牌存在不同的浓度、稳定性，以及和其他成分之间的相互作用等问题。

好的护肤品可以"让时光慢走"，改善的效果要日积月累才能看到。为了实现人们快速返老还童的梦想，医学美容应运而生。医学美容通过激光、注射、手术等方式让容颜变美。和一般的护肤相比，医学美容有一定创伤性，必须具有资质的医院才能开展。

以光子嫩肤为例，该美容项目采用特定的宽光谱强脉冲光照射于皮肤表面，穿透至皮肤深层，作用于皮下色素或血管，分解色斑、闭合异常的毛细血管、刺激胶原蛋白的增生。光子嫩肤一般要做 5 次，首次看不出效果，第二、第三次后效果逐渐显现。效果的好坏取决于个人的肤质、仪器的精准和医师水平，目前它的成功率大约 97%，还有 3% 没有效果甚至皮肤变差。

再如注射肉毒素，肉毒素是一种很强的生物毒素，只要 1 微克就可致命。它有瘦脸的效果，这是阻断神经肌肉信号传递，让肌肉萎缩换来的。打多了肉毒素容易表情呆滞，甚至合不拢眼，吃东西费劲。

透明质酸（玻尿酸）一度被誉为"上帝手中的黏土"，用来隆鼻、填充法令纹、丰唇、丰苹果肌等，注射用透明质酸含有一定量交联剂，交联剂不能完全被人体吸收，倘若整容成瘾，连续打上 10 次透明质酸，脸就会变得僵硬。

无论整形还是微整形，都存在毁容甚至丧命的风险。香港艺人陈莉敏写过一本《你知道的她都整过》，用亲身经历讲述了 30 多种整形项目的内幕。大部分整容手术没有一劳永逸的效果，有的是不断受罪、等待、恢复、经历或长或短的蜜月期后再被打回原形。心理学上普遍认为，如果容貌确实有缺陷可以通过整容来弥补（前提是做好功课，把风险降到最低），但是一味求美，把自己的特点都整没了，反而会造成自我认知障碍，引发各种心理危机。

冻龄美人养成记

据闻，一位英国太太问法国前总统戈达："法国女人是不是比其他国家的女人更迷人？"戈达说："那当然，巴黎女人 20 岁时美如玫瑰，30岁时像一首情歌，40 岁时就更完美了。"英国太太又问："40 岁以后呢？"戈达微笑着回答："巴黎女人不论多大年纪，看起来都不会超过 40 岁。"

听起来，在法国女人到了一定年龄是迷人、神秘而又性感的。她们老去的过程中始终保持着优雅的风格，展示出自己最美的一面。

修炼美丽不是一句空话，必须付出时间和心力。智慧的女人不仅需要经常修饰、悉心呵护和改善自己的外表，还要在上班时间全力以赴地工作，业余时间努力提高内在修养。智慧的女人不会因为光阴流逝而懊恼，而是细心地照顾好自己，吃得好、睡得香、关注体重、少喝酒、常锻炼，用心生活并热情地赞美生活。如果你的身边也有这样的人，不妨多和她们在一起，交流战胜时光的秘密。

衷心祝愿每一个人都拥有善良的内心和美丽的容颜，也希望人们能找到工作和生活之间的平衡点，不要沉湎于工作而忽视了对美的追求。然而人生终是有限，免不了有所取舍。倘若不能两全，内在之美更加永恒。与包装在华丽玻璃瓶的香水相比，我更爱慕灵魂散发出的香味，爱慕写满岁月沧桑却依然纯净的脸庞。

第十三章

感官之灵

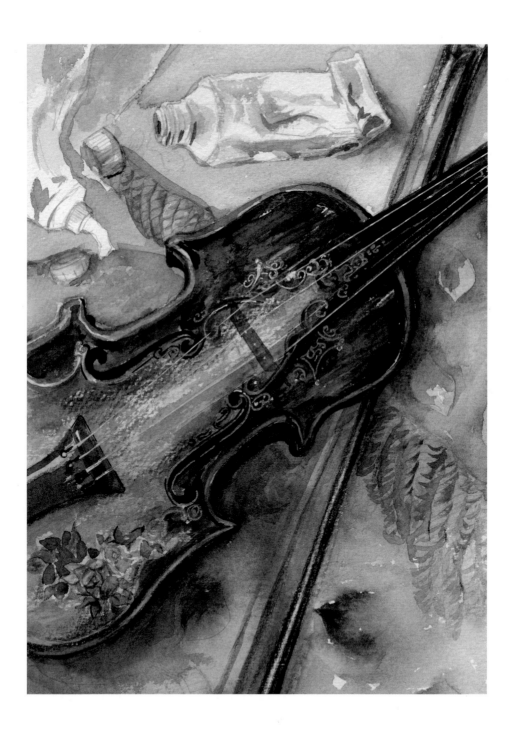

感觉是人或动物对客观世界的主观反映。感官将环境变化的刺激转变为生物电信号，以神经冲动的方式传到脑，到达大脑皮层则引起知觉。感觉将我们与世界连通，带来生命的活力和美好的感受。我们看见天的蔚蓝、听见风的舞动、嗅到花的芬芳、触到草的柔软、尝到水的甘甜，感受到炉火的温暖、盛宴的饱足、拥抱的喜悦、熟睡的迷蒙……心中会泛起幸福的涟漪。

然而随着年龄增长，有些人的眼睛花了、耳朵聋了、饭菜变得不再可口、花朵也不再芬芳。世界还是那个世界，却因为感官的退化变得越来越不可爱。这并非必然的结局，只要我们对感觉多一些了解，对感官多一些爱护，就能拥有健全的感觉，享有幸福而快乐的人生。

感觉知多少

人们通常以为自己有五种感觉 —— 视觉、听觉、味觉、嗅觉、触觉，其实我们还有痛觉、温度觉、平衡觉、饥饿、饱感等。很多人把痛觉等同于触觉，其实痛觉不仅是皮肤的感觉，也可以是肌肉和内脏的感觉，绝大部分痛觉没有专门的感受器，靠神经纤维末梢直接接受刺激。痛觉虽然令人不快，对于保护人类有着无可代替的意义。如果失去了痛觉，人会毫不在乎地自伤自残，弄得自己遍体鳞伤也无动于衷。

快感是下丘脑发出的信号。饮食、运动、阅读等都可以引起适度的快感，带来身心愉悦。假如快感异常强烈（比如毒品引起多巴胺能神经元的高度兴奋，使下丘脑愉快中枢过于活跃）就造成不可自拔的成瘾。古人说的"乐不可极、乐极生悲"就是这个道理。

本体感觉是肌肉和韧带处的本体感受器发出的信号，告诉我们肢体所在的位置和运动状态，对于维持平衡、协调动作非常重要。假如本体感觉发生障碍，就会走路不稳、拿不住东西，甚至有"身体不见了"的错觉。

　　存在于心血管、呼吸道等部位的内脏感觉器随时感受着血压、血液成分的变化。这些内脏感觉并没有上传到大脑皮层，因此没有引起主观的知觉。它们在延髓的水平就更换神经元，通过自主神经系统调节内脏的活动，维系着人体的健康。

　　我曾经写过一本科普书《百感交集：人类感觉之谜》，分门别类地讲解各种感觉的发生机制、对生活的意义以及如何保护。所有感觉都是上天的礼物，人们却常常漠视它们或滥用它们。海伦·凯勒曾说："要是每个人都会在成年早期突然失明、失聪几天，也许是好事。漆黑会令人更珍惜视力，静寂则能让人明白听到声音是多么美妙。"对海伦·凯勒来说，看见光明是无价之宝，太多的人在失去宝藏之后才追悔莫及。

关爱心灵之窗

　　眼睛是最重要的感官，健全人85%以上的信息通过视觉获得。和大多数动物相比，人类的视觉非常敏锐，并且拥有丰富的色觉。正常人的视力可以在没有月亮的夜晚看见30公里外一根燃烧的火柴。人眼可以分辨丰富多彩的颜色，而猫狗等很多动物是色盲或色弱。保护视力要注意用眼卫生，例如保持良好坐姿、课间眺望远方、常做眼保健操。居室要有良好的采光，书房的光线更要柔和，适当放置几盆养眼的绿色植物。如果经常使用电脑，应该隔40分钟左右起身走动一下，让眼睛得到放松。看电视的时候距离保持在屏幕对角线的6~8倍，隔30分钟休息片刻。

　　眼睛是心灵的窗户，明眸善睐最可亲。怎样拥有动人的明眸呢？首先必须视力正常，如果看东西模模糊糊，眼神儿自然不对劲。其次必须泪腺分泌正常，若是没有泪液时时刻刻的湿润和保护，眼球会干涩、酸疼、畏光。再次必须眼部肌肉运动正常,能滴溜溜地灵活转动,这要靠自己勤学苦练,向那些眼睛会说话的人学习。最后要注意经常检查眼部健康,避免沙眼、结膜炎、麦粒肿、青光眼、白内障等眼科疾病。

合理饮食是眼部健康的保障。食物中的硒能滋养晶状体,预防白内障和老花眼,硒的来源和土壤关系密切,宁夏枸杞的明目效果就来自西北地区土壤中丰富的硒。食物中的铬能调节眼部的渗透压,预防近视,含铬丰富的食物包括粗面粉、糙米、肉类、鱼类、水果蔬菜等。维生素 A和胡萝卜素维持夜视功能,保护角膜上皮的完整性,它们主要来自动物肝脏、蛋类、奶类和绿、黄色蔬菜,经常使用电脑的人群尤其要注意补充。钙元素调节眼压,防止眼球变形,是预防近视的帮手。过量甜食则会消耗钙质,使眼压不稳眼球突出,从而导致近视。

运动也能改善视力,尤其是登山和羽毛球。登山让我们置身于辽阔的大自然,极目望去天地开阔,身心为之鼓舞,眼部肌肉得到充分的放松。打羽毛球时眼睛盯着飞行的小球,睫状肌不断收缩和放松,锻炼了眼的调节能力;打羽毛球时后仰的姿势还可防止颈椎病,改善头部供血,对脑力劳动者非常合适。

聆听山水清音

听觉是人类传递信息量占第二位的感觉。人类幸运地拥有了敏锐的听觉,和大多数动物们相比毫不逊色。人们享受着听觉带来的各种资讯,很少担忧听觉的疾病,事实上听觉疾病很常见,听觉衰老比视觉衰老更为提前。听力下降不仅影响患者获取外界的声信息,还会影响到发声能力,因交流障碍引发老年痴呆等疾病。60 岁以上老年人中近半数受到不同程度的耳聋困扰。预防耳聋必须从年青时代做起:远离噪声污染、控制高脂饮食、健康作息、减少疾病。

卡拉 OK 之类的过度声刺激破坏听纤毛，而听纤毛数量有限，不可再生，是不可弥补的损失。过度声刺激对人体的损伤不止表现在听觉方面，它还会引起高血压、胃溃疡、神经衰落、免疫力下降等一系列后果。最极端的例子是，1959 年美国有 10 个人"自愿"做噪声实验，当实验用飞机从受试者头上 10 ~ 12 米的高度飞过后，有受试者当场死亡。

食物过于油腻也会导致耳聋。内耳的血管非常细小，如果出现脂质沉积容易造成供血不足，从而影响听力。饮食能否改善听力呢？目前尚未发现特效食物，维生素 C、维生素 E 对增强血管弹性有帮助，不妨多吃新鲜的蔬菜水果。中医认为"肾开窍于耳和二阴"，耳部疾病多通过补肾的药物和食物来调理。

突发性失聪是白领一族可能遭遇的梦魇：忽然之间，周围好像覆盖了一层薄膜，什么也听不清，还伴有眩晕和恶心。耳鸣更加可怕，耳朵里出现连续不断的杂音，无休无止，不少患者因此伴有抑郁症甚至有自杀倾向。过度疲劳、压力太大、睡眠不足等都可能引起听中枢和内耳异常，就像是不堪重负的身体对主人提出的警告。

有些疾病本身是致聋的危险因素。外耳道阻塞、中耳积脓、听骨链粘连、中耳胆脂瘤等耳科疾病直接影响听力，高血压、糖尿病、慢性肾功能不全、甲状腺功能低下及白血病等均可引起耳聋。某些治病所用的药物有耳毒性，如氨基糖苷类抗生素、大环内酯类抗生素、水杨酸类解热镇痛药、抗癌药、抗疟药、利尿剂等，它们大多因损伤毛细胞或听神经造成病变。

品味天下美食

我喜欢热爱美食的朋友。细嚼慢咽之间，食物抚慰受到惊吓的神经、饱经沧桑的胃肠。烦恼在饭菜的热气中烟消云散，无论遭到什么样的打击都会满血复活。汪曾祺说自己最喜欢逛菜场。倘若只瞧着那些鲜鱼活虾、红椒绿韭，不料理好端上餐桌，食疗功能恐怕会大打折扣。

美食家不是饕餮之徒，而是善于品味的人。味觉的奇妙感受来自味蕾，它们像含苞待放的花朵，隐藏在舌头的背面，在口腔黏膜和咽部也有少量分布，总共约有 1 万个。味蕾顶端有纤毛自味蕾孔伸出，浸浴于唾液中，当食物的化学成分溶解于唾液，就能感觉出味道。味觉也和嗅觉有关，如果捏着鼻子吃苹果，和土豆没有太大差别。感冒使鼻黏膜充血、嗅觉减退，食物失去了"香"的诱惑，口感随之下降。感冒严重时还引起味蕾的萎缩甚至角化，味毛蜷缩不肯露出舌面，味觉变得更加迟钝。不过这只是暂时的味觉障碍，感冒治愈后能很快好转。

舌是味蕾的土壤，舌苔增厚或发炎会影响味觉。舌苔由脱落的角化上皮、唾液、细菌、食物碎屑及渗出的白细胞等组成，薄而均匀地平铺在舌面。正常情况下舌苔润泽、干湿适中，如果舌苔颜色厚度分布出现异常，往往是疾病的表征。舌苔发红为内热郁积，红肿如草莓很可能患了猩红热；舌苔发白为虚寒袭表，干涩如雪片提示脾阳衰败。舌头内部有丰富的血管网，血液中的化学成分可能渗透出来引起口腔异味。口苦多见于肝胆疾病，口甜多见于消化系统功能紊乱和糖尿病，口酸多见于消化性溃疡，口咸可能是肾功能下降，神经官能症者常感到口涩，绝经期综合征病人偶尔出现口辣，久病虚弱的人觉得口舌淡而无味。诸如此类的"舌象"包罗万象，是临床医学必不可少的诊断指标。

缺锌也是味觉减退的常见原因，儿童要注意多吃含锌丰富的牡蛎、鱼虾、肉蛋奶类，老年人也要适当补锌来保护逐渐衰退的味觉。老年人的饮食要适当地控油控盐，以免引发高血压和冠心病，这会使得食物的味道清淡，可以多放些葱姜蒜之类的调味品来改善味道。当然，调味不能过度，否则"五味令人口爽"。"爽"是损伤的意思，山珍海味吃多了，反而不如粗茶淡饭。

保护味觉还应保护整个口腔、尤其是牙齿的健康。牙齿的咀嚼是消化的第一步，充分咀嚼不仅使得食物易于吸收，而且让味蕾"尽情感受"味道。咀嚼运动靠咀嚼肌带动牙齿磨碎食物，人的恒牙倘若损失便不可再生，它们比宝石还要珍贵。近年来，随着糖、咖啡、烟酒等的消费量上升，以及国人长久以来对于口腔保健不够重视，患有牙周炎、龋齿等疾病的人越来越多。

据调查，我国居民 35～44 岁年龄段失牙的平均数为 0.88 颗，65～74 岁年龄段失牙的平均数为 9.86 颗，大多数失牙是牙周疾病造成的。我国中青年（35～44 岁）的牙石检出率高达 97.3%，患龋率为 88.1%，女性患龋率达到惊人的 91.3%。同时，国人的牙周健康也令人担忧，中青年的牙龈出血检出率为 77.3%，牙周健康率仅为 14.5%，每 7 人中就有 6 人 存在牙周问题。

保护牙齿，必须在日常生活中持之以恒地加以改善——要用正确的方式刷牙，学会使用牙线和牙缝刷，少吃零食、甜食、烟酒，定期洁牙，定期进行口腔健康检查，一旦出现问题要请有资质的医生加以治疗。有些人对于牙齿的脱落毫不在意，甚至宁可把全口牙齿拔掉安装假牙，殊不知这样会造成牙槽骨吸收，出现典型的衰老外貌。

以上提到了视觉、听觉和味觉。通过对上面三种感觉的保护，我们可以总结出保护感觉的基本规律：保持良好的生活习惯；不要过度使用感官；出现了相关疾病及时治疗。感觉的种类和相关知识实在太多，篇幅有限不能尽讲，有兴趣的朋友可以关注我之前的作品。

我写《百感交集》的时候，感叹人是活在自己的感觉之中，感觉之外的世界仿佛不存在；写《打开黑箱：通过 36 部经典电影解密脑科学》的时候，发觉人是活在自己的认知之中，相同的感觉经过大脑处理之后能引起不同的思考；写本书的时候，恍悟人更是活在万物的联系之中，像蜘蛛在一缕游丝之中飘来荡去，日积月累地织出生命的图景。善用感觉、开启大脑、适应环境、知命行运，生命的图景就会更美一些。

第十四章

快活　慢活　乐活

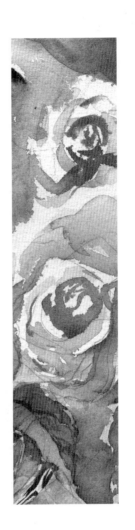

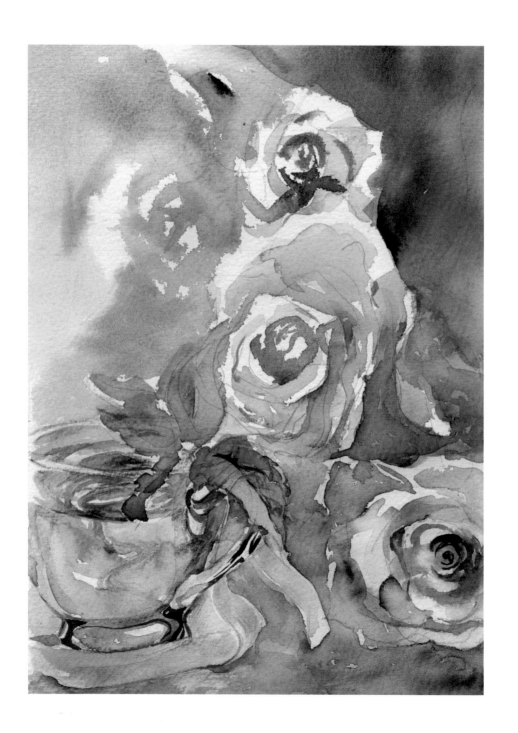

　　大自然如同一位才华横溢的设计师，赋予一年 12 个月，一月 30 个昼夜，一昼夜 24 小时。春天百花盛开，燕子在柳丝中穿梭；夏天莲花轻启，水面凉风习习；秋日的田野翻滚着金黄色稻浪，多彩的森林仿佛燃烧着温暖的火焰；冬天白雪皑皑，就像一张素净的画纸重新铺展，等待描绘新一轮的景物。

　　这个世界美妙无比，三万日夜等待你我穿行，可以走遍千山万水去欣赏世界的美景，可以坐拥书城和古今人物交谈；可以做很多新奇有趣的事。可是很多人却在忙忙碌碌中打发着时光，感叹着岁月无情、青春易逝。我们该如何生活才不辜负大自然的恩赐呢？

工业革命后的快节奏生活

　　18 世纪中叶，人类经历了漫长的农耕社会进入工业社会。以瓦特改良蒸汽机为标志的工业革命使人类的生产和生活发生了翻天覆地的变化。以制衣为例，古时候的劳动人民要想有一件新衣，先得种植棉麻、纺纱织布，再把布匹进行染色、裁剪，最后一针一线地缝纫。整个过程耗费两三年的功夫，这样的衣服会穿很久，有了破损也不会轻易丢弃。现在的人们到商场里走上一圈，就可以买上一打新衣，新衣穿了几次就不喜欢了，便束之高阁。表面看来现代人的物质生活极其丰富、便捷，却也造成人们对物力的不爱惜，这种态度泛化开来，会对任何事物都抱着速成、速坏、速扔的态度。

　　20 世纪末，科技浪潮带领人们进入后工业时代，信息技术的飞速发展为快节奏的生活推波助澜。现在，只要打开手机，连上网络，海量信息充满屏幕。视频网站上好玩的短视频就像香味浓郁、蘸满酱汁的炸鸡块一样吸引着观众。看完一个视频还来不及回味，手指一挥又进入下一个视频，几小时下来，头脑中充满了无数的记忆碎片，却无法形成真正有启迪作用的知识积累。

为了维持大规模物资和信息消费，人们的工作也变得忙忙碌碌，想尽办法提高产量、降低成本。传统养猪要一年，现在的猪 5～6 个月就出栏了；传统水稻亩产最多 200 公斤，现在轻松突破 1000 公斤；传统工匠讲究慢工出细活，现代工厂流水作业，一台新车 47 秒就可以下线。脑力劳动者则是比赛快速发表科研论文，有学者竟发表了 3000 余篇科研论文，至于这些研究成果到底有什么社会效益反而成了次要的事。飞速发展的社会就像不断提速的列车，向着未来疾驰。我们真的需要这么快吗？下一站会是哪里？是不是应该好好地思考一下。

慢生活运动

紧张忙碌的工作引发各种各样的健康问题——精神高度紧张，失眠、疲惫、焦虑、抑郁，不少年轻人出现高血压、高血脂、高血糖、脂肪肝、冠心病、动脉硬化。忙碌的工作也使得人际关系日渐疏离，人际交往多抱有功利性目的，而不是发自内心的友善。最亲密的家人之间也经常是各忙各的，难得静下心来好好吃一餐饭、说一次话。

1986 年，意大利记者兼美食家卡洛·彼得里尼（Carlo Petrini）有感于人们对快餐的狂热，发起了一场"慢食运动"。他号召人们慢慢地进食，细细品尝食物的美味。这股慢食风潮从欧洲开始，迅速风靡全球，并逐渐演变为"慢生活运动"，鼓励人们慢慢地走、慢慢地看、慢慢阅读、慢慢书写、慢慢交往、慢慢恋爱……与其说这是一场风尚，不如说是人们对快节奏、高压力生活的反思。

慢生活并非一味求慢、消极怠工，而是提倡劳逸结合、有张有弛，找到工作和生活之间的平衡。对于我们上班族而言，可以期待的是周末睡到自然醒，和家人或朋友到郊外走走，看看树木、花朵、云霞、溪流、瀑布以及大自然的形形色色，品尝一顿美味的农家菜肴，在闲暇之中感受生活的美好。林语堂曾写下《生活的艺术》，向西方人介绍东方人的闲情逸致。他谈到庄子和陶渊明，谈到中国的文人如何品茗、行酒令、观山、玩水、看云、鉴石、养花、畜鸟、赏雪、听雨、吟风、弄月……他一生著作甚多，流传最广的却是这本随笔式的散文集。

慢到极致的生活会是无比的宁静和自由。《金刚经》的起首写到佛陀"饭食讫，收衣钵，洗足已，敷座而坐。"那时佛陀座下已经有一千余弟子，他到了吃饭的时候，就披上袈裟挨家挨户地乞食。吃完饭，就收好袈裟和钵盂，洗净脚，一动不动地打坐。现代人怎么可以忍受什么事都不做、什么事都不想，那岂不是浪费生命吗？然而对于佛陀而言，这样的时刻才是真正感受生命的时刻。

追寻幸福的生活

什么是生命中最幸福的时刻？每个人会给出不同的答案。历代的哲学家和智者们都以各自的体悟教导世人。中国的儒家追求的是仁，简单地来讲就是与自己和他人的和谐相处，忠实于内心信念也设身处地为他人着想。佛家对人生的领悟是空，空并不是什么都没有，而是自然而然的、去除了各种妄念之后的存在。佛陀静坐的那一刻，并非什么都不想，而是充满了圆满自足的喜乐。各种各样的哲学与宗教都试图令信者听从内心的呼唤，行为与内心的呼唤一致时，才是真正属于自己的时间，才是真正意义上的生命。

有人专门去聆听临终者的感言，很多人在临终时感叹自己没有多花时间陪伴家人，没有勇气选择自己真正喜欢的职业，没有去做自己真心想做的事……总之，他们的遗憾都是违背了自己的本心，把时间白白浪费了。人们在活着的时候，常有一种幻觉，以为时间是无穷无尽的，自己是不会故去的，想做的事可以留到明天再做。人们还有很强的从众心理，宁可随波逐流，跟着大多数人的脚步前进，放弃本心。

本心对于孔子就是周游列国去宣传儒家思想，对于佛陀就是放弃王子的身份，在菩提树下觉悟。倘若国难当头、面临大是大非，本心也许意味着舍生取义自我牺牲。幸运的是我们生在一个和平年代，能够对自己、他人和环境更友好一点，已经是一种正确的生活态度。兴起于 20 世纪末的"乐活"（life styles of health and sustainability, LOHAS）主义提倡健康、环保和可持续的发展，关心自己、家人和受到伤害的地球。它不要求人们付出多么大的努力来修行，只从一些很小的事情做起——垃圾分类、随身带购物袋、关注个人成长、终身学习、积极参与公益活动……这些善行会带来内心的喜悦，迎来和谐幸福的世界。

亚里士多德在两千多年前曾这样描述："幸福是生活的意义和目的之所在，是整个人类存在的全部目标与最终归宿。"很多人以为幸福和金钱、地位有关，越来越多的调查却发现幸福往往与金钱、地位、成就无关，而关乎身心健康、社会公平、和谐愉悦的人际关系。我并不想推销某一种生活方式或价值观，真正适合自己的生活没有标准答案，值得每个人终身思考。生命由时间组成，只有想清楚了这个问题，我们才能用好时间，活出精彩。

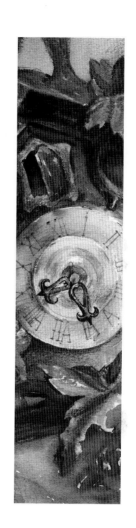

第十五章
时间的魔法

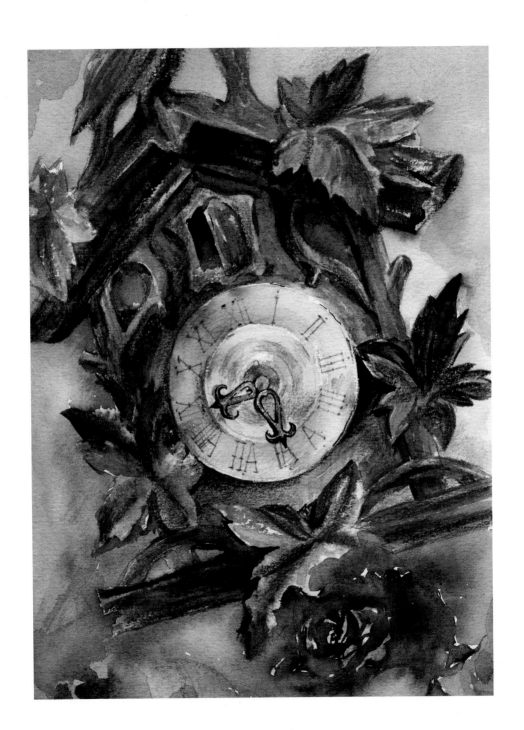

嘀嗒，嘀嗒……随着钟摆的摇动，时间一刻不停地流逝。庄严的时钟给了每个人一天 24 小时，无论王公贵族还是平民百姓。时间是世界上最平等的资源，然而却会转化成不一样的未来。此时你的手中还剩下多少时间，又打算用这些时间换取怎样的人生财富呢？如果想成为豪商巨贾，就必须把大部分时间用于商海沉浮，从惊涛骇浪中闯出一条生路。如果想成为政坛精英，就必须熟谙与人相处的技巧，发挥最大的影响力。当然，这个社会还需要你我这样的普通人。我并不希望把所有精力投入某个梦想，不想放弃漫无目的的悠游、赏花和仰望星空，而是希望通过时间管理在享受人生的同时让适当的梦想得以实现。

学习时间管理之前，必须审视一下自己以往是如何使用时间的。也许你会惊讶地发现，过去的一周花了太多的时间玩网络游戏，这部分时间如果节省下来就能用到重要的目标上去。假如生命还剩下 3 个月，你愿意做些什么？这是人生的终极目标。然而生命不止 3 个月，为了未来的快乐有必要承担一些当下的痛苦，做一些不喜欢的事。每天我们都要制订和完成短期目标，同时不偏离终极目标。良好的时间管理者会不断调整，让生命之舟驶向正确的目的地。

提高工作效率

工作对人的重要性不言而喻，早先的时间管理都是针对工作的。提高工作效率的第一个建议是做自己喜欢的工作。也许我们做不到像艺术家一样，在创作过程中如痴如醉，全神贯注到几乎忘记了时间，那就尽可能选择一件适合自己个性、能够胜任的工作吧！各种性格评测工具和职业生涯规划课程可以帮助我们做到这一点。

"优先次序原则"是很多时间管理书籍都提到的黄金法则。它要求人们首先做紧急又重要的事，第二做重要不紧急的事，第三做紧急不重

119

要的事，第四做不紧急不重要的事。紧急又重要的事当然要优先保证，把时间用在刀刃上。第二和第三的位置如果颠倒，一个人就容易陷入碌碌无为的怪圈——看似做了很多事，却没有积累成真正的大事。就拿做学问来说吧，思考和阅读是重要不紧急的事，五花八门的学术活动是紧急不重要的事，假如一个人热衷于参加学术活动而不能静下来思考和阅读，就会缺乏真知灼见而成为平庸之辈。排在末位的不紧急不重要的事也可以花钱请人来做。

假如你有拖延的习惯，建议你在同一层次里面先做比较难的工作。比方说，你今天要做 3 件重要不紧急的事，其中有一件事最难。如果你先做另外 2 件事，完成之后也许就没有毅力去做第 3 件事了，你会安慰自己说："今天已经做得不错了，还差一件事而已。"那么这件事很可能被拖延下去，日复一日成为前进的障碍。反过来，你集中精力先把这件难事做了，余下的时间就比较轻松愉快，久而久之会变得更加自律和自信。如果某一件事确实很难，可以建立一个专门的文档，对之进行细化。难度大而烦琐的工作，分解成小的步骤就容易着手了。需要长期坚持的工作可以在文档中记录进度和下一步的思路，敦促自己坚持到底，像水一样连绵不绝地前行。

"二八定律"对于还没有明确职场定位的人非常重要。它的含义是：你的 80% 的成就来自你 20% 的行为。比如说推销员 80% 的收益来自 20% 的优质客户，种植者 80% 的收益来自 20% 的高产农作物。这个定律要求你不断发现自己的优势，并把精力投入最能够获得成功的领域。

上述法则终将落实到每一天的行动中。每一天开始之前有必要做一个大致的规划，记录下需要做的事并排序。每天安排的事情不能太满，不然假如有什么突发情况就会打乱整个计划。每周、每月、每个季度、每年，都应该抽一定时间进行回顾和展望，对自己的时间管理方案进行修正。

生活中的加法和减法

时间管理最初只关心工作效率，忽略了生活的意义。那些取得辉煌成就的人扪心自问：以牺牲健康为代价获得事业成功，值吗？婚姻破裂、亲子疏远和飞黄腾达相比，到底孰重孰轻？新一代的时间管理更注重工作与生活之间的平衡，也许使时间管理变得更复杂了，但是无疑会为幸福感加分。

生活中往往有很多需要付出时间的选项：健身、饮食、护肤、兴趣爱好、修身养性、陪伴家人，孩子的教育、朋友交往、财务管理、旅行和公益活动等。不妨把这些都记录下来，并且按照满意程度对之评分。比如说，你觉得最近健康状况不是很好，就要多花些时间调整饮食和健身，包括去医院做一些检查。这部分就是需要优先保证的时间。

刚开始健身的时候，你也许什么都不懂，花了不少多余的金钱和时间。比如请私人教练，尝试一些不太适合的运动项目使自己受伤。当你渐渐领悟了健身之道，养成了良好的运动习惯，这件事就会变得事半功倍，也就可以把节省下来的金钱和时间用到下一个需要加分的项目中去。护肤也是同样的道理，并不需要买昂贵的护肤品和进美容院，多掌握一些护肤常识比在商场里被导购员忽悠要强。生活中的加法就是花时间在你认为重要且需要改善之处去尝试、学习、培养习惯。

除了慷慨地把时间金币投入生活中去，更要减少不必要的时间支出。我非常喜欢山下英子的《断舍离》，这本书主要讲述如何减少家居中的杂物，腾出更多的空间，同时也引申到人际交往等方面。很多人购置了过量的生活物品，又舍不得抛弃旧的、多余的物品，以致家里充满了灰尘和杂物，这种东西会增加负面的心理能量。看过这本书，我清理掉了一半的衣服和闲置物品，家里变得宽敞多了。之后，每逢有心情不好，压力重重，我都告诫自己只是拥有太多的缘故，一边做"断舍离"，一边也让自己放下那些杂念。

生活就像一座花园，我们必须不断地清除杂草、栽培玫瑰。我们不断培养与自己、与物品、与他人的关系，培养到最大限度的"精与简"，最大限度地活在当下。当你觉得生活中已经不再有什么值得烦恼的事儿了，身心安顿，这番加法和减法就算是大功告成。

分享与互动

时间管理不仅是把个人的时间分配好，提高效率并且把握工作与生活之间的平衡，还需要人们从更深层次来放大时间的价值。人是处于复杂社会关系中的个体，仅靠个人之力是无法获得真正意义上的成功的，因此在制定时间计划时，要尽可能让更多的人受益。举例来说，我有一位朋友也是大学教师，她经常让本科生参与科研课题。本科生虽然缺乏经验，但是富有创意和热情，经过正确指导也能做出很好的成果，同时获得锻炼。若是身在职场，要善于寻找诚信的合作伙伴、志同道合的团队、富有经验的导师……这些都可以为我们的成长赢得更大的空间。反之，不好的人际关系、失败的合作是最大的时间杀手之一，正如卡内基说的："一个人的成功80%来自于人际关系，20%来自专业技能。"

如何进行人际互动呢？掌握一些沟通技巧当然很重要。去年我到美国研修，领队的老师是管理学院的教授，更是精通管理之道的专家。没见他鞍前马后地操劳，但他能发现和发挥每一位队员的特长，分配好相应的任务。在他的带领下大家一起学习、讨论，度过了一段充实快乐的时光。当然，共同的美好愿景是非常重要的前提。倘若只是单方面的愿景，或者只是个人私利，纵然一时有利可图，终难长久。美好的共同愿景即便不能带来现实的好处，也值得人们历尽艰难传递希望的火种。